U0123038

中國醫學叢書

陸觀虎主編

陸觀豹著作

永壽醫社發行

食用本草學

中國醫學叢書 食用本草學

目錄

例言 .... 一—四

第一章 穀菽類 .... 一—二八

　第一節 五穀類 .... 一—一六

　一、粳米 .... 一

　二、籼米 .... 二

　三、糯米 .... 三

　四、紅麴米 .... 四

　五、米糠 .... 五

　六、大麥 .... 五

　七、小麥 .... 六

　八、小麥麩 .... 七

　九、麥麩 .... 八

　一〇、麵筋 .... 八

　一一、粟米 .... 九

　一二、黍米 .... 九

　一三、稷米 .... 一〇

　一四、玉蜀黍 .... 一一

　一五、蕎麥 .... 一二

　一六、雀麥 .... 一三

　一七、薏米 .... 一四

　一八、胡麻 .... 一五

　第二節 豆菽類 .... 一六

　一、黃大豆 .... 一七

　二、赤小豆 .... 一八

　三、綠豆 .... 一八

　四、白扁豆 .... 一九

　五、蠶豆 .... 二〇

一

六、豌豆 …………………………………………………… 二二

七、黑大豆 ………………………………………………… 二二

八、豇豆 …………………………………………………… 二二

九、豆腐 …………………………………………………… 二四

一○、豆腐皮 ……………………………………………… 二五

一一、豆腐乾 ……………………………………………… 二六

一二、乳腐 ………………………………………………… 二六

一三、千張 ………………………………………………… 二七

一四、粉條、粉皮 ………………………………………… 二八

第二章　蔬菜類 ……………………………………… 二九—六三

第一節　葉菜類 ……………………………………… 二九—四一

一、白菜 …………………………………………………… 二九

二、薹菜 …………………………………………………… 三○

三、菠菜 …………………………………………………… 三一

四、薺菜 …………………………………………………… 三一

五、芥菜 …………………………………………………… 三二

六、水芹菜 ………………………………………………… 三三

七、旱芹菜 ………………………………………………… 三四

八、莧菜 …………………………………………………… 三四

九、雍菜 …………………………………………………… 三五

一○、蕹藷菜 ……………………………………………… 三六

一一、金花菜 ……………………………………………… 三七

一二、韭菜 ………………………………………………… 三七

一三、黃花菜 ……………………………………………… 三八

一四、甘藍菜 ……………………………………………… 三九

一五、胡荽 ………………………………………………… 四○

一六、馬闌頭 ……………………………………………… 四一

第二節　根莖類 ……………………………………… 四二—五四

一、山藥 …………………………………………………… 四二

二、山芋 …………………………………………………… 四三

三、蕎薯 …………………………………………………… 四四

四、變白 …………………………………………………… 四五

五、芋............四六

六、慈姑............四六

七、萊服............四七

八、藕菖............四八

九、胡蘿蔔............四九

一〇、茅筍............五〇

一一、冬筍............五〇

一二、鞭筍............五一

一三、葦筍............五一

一四、百合............五二

一五、荸薺............五二

一六、藕............五三

一七、馬鈴薯............五四

第三節 蔬果類............五五

一、冬瓜............五五

二、黃瓜............五六

三、南瓜............五七

四、絲瓜............五八

五、茄子............五八

六、西瓜............五九

七、甜瓜............六〇

八、菜瓜............六一

九、菰子............六一

一〇、西紅柿............六二

一一、菱............六三

第三章 果實類............六四

第一節 漿果類............六四

一、葡萄............六四

二、香蕉............六五

三、波羅蜜............六六

四、無花果............六七

五、桑椹............六八

六、覆盆子…………六九

七、柿…………六九

第二節　仁果類…………七一……七九

一、梨…………七一

二、蘋果…………七二

三、林檎…………七二

四、枇杷…………七三

五、石榴…………七四

六、山查…………七四

七、橘…………七五

八、橙…………七六

九、柚…………七七

一〇、金橘…………七八

一一、檸檬…………七九

一二、海棠…………七九

第三節　核果類…………八〇……八六

一、桃…………八〇

二、梅…………八一

三、杏…………八二

四、李…………八三

五、櫻桃…………八三

六、楊梅…………八四

七、大棗…………八五

八、橄欖…………八六

第四節　乾果類…………八七……九八

一、胡桃…………八七

二、銀杏…………八八

三、栗子…………八九

四、松子仁…………九〇

五、榧子…………九〇

六、榛子…………九一

七、龍眼…………九一

八、荔枝……九二
九、杏仁……九三
一〇、落花生……九四
一一、蓮子……九五
一二、芡實……九六
一三、西瓜子……九七
一四、南瓜子……九八
一五、葵瓜子……九八

第四章　藻菌類

第一節　海藻類……九八
一、昆布……九九
二、海藻……九九
三、海帶……一〇〇
四、紫菜……一〇一
五、髮菜……一〇二
六、石花菜……一〇三

第二節　菌覃類……一〇四
一、白木耳……一〇四
二、黑木耳……一〇五
三、香蕈……一〇五
四、冬菇……一〇六
五、蘑菇……一〇七
六、葛仙米……一〇八

第五章　五味類……一〇八

第一節　與嗜類……一〇八
一、茶……一一〇
二、酒……一一一
三、酒糟……一一二
四、酒釀……一一三
五、蔗糖……一一三
六、咖啡……一一三
七、可可……一一四

心一堂　飲食文化經典文庫

八、諸果力……二一四

第二節 辛辣類……二一五
一、蒽……二一五
二、大蒜……二一六
三、芥末……二一七
四、辣椒……二一八
五、薑……二一九
六、胡椒……二二〇
七、花椒……二二一
八、茴香……二二一

第三節 香甜類……二二二
一、桂花……二二七
二、甘蔗……二二二
三、糖……二二三
四、飴糖……二二四
五、蜂蜜……二二五

第四節 鹽醬類……二二五
一、食鹽……二二五
二、醬……二二六
三、醬油……二二七

第五節 油醋類……二二八
一、香油……二二八
二、花生油……二二八
三、豆油……二二九
四、菜油……二二九
五、醋……二三〇

第六章 禽獸類

第一節 走獸類……二三一
一、牛肉……二三一
二、牛的殘肺……二三二
三、牛乳……二三三
四、牛酪……二三四

食用本草學

五、牛脂 ……………………………… 一三四
六、羊肉 ……………………………… 一三五
七、羊的臟腑 ………………………… 一三五
八、羊乳 ……………………………… 一三六
九、羊油 ……………………………… 一三六
一〇、豬肉 …………………………… 一三七
一一、豬的臟腑 ……………………… 一三八
一二、豬脂 …………………………… 一四〇
一三、兔肉 …………………………… 一四〇
一四、馬肉 …………………………… 一四一
一五、馬乳 …………………………… 一四一
一六、熊肉和熊掌 …………………… 一四二
第二節 飛禽類 ……………………… 一四三
一、雞肉和雞什 ……………………… 一四三
二、雞蛋 ……………………………… 一四三
三、鴨肉和鴨什 ……………………… 一四四

四、鴨蛋 ……………………………… 一四四
五、鵝 ………………………………… 一四五
六、鴿 ………………………………… 一四六
七、燕窩 ……………………………… 一四七

第七章 水族類 ……………………… 一四八
第一節 兩棲類 ……………………… 一四八
一、田雞 ……………………………… 一四八
二、甲魚 ……………………………… 一四八
三、哈士蟆 …………………………… 一四九
第二節 魚類 ………………………… 一五〇
一、鯽魚 ……………………………… 一五〇
二、鯉魚 ……………………………… 一五〇
三、鱖魚 ……………………………… 一五一
四、鯿魚 ……………………………… 一五一
五、白魚 ……………………………… 一五二
六、刀魚 ……………………………… 一五二

心一堂 飲食文化經典文庫

七、鱸魚 …… 五三
八、銀魚 …… 五四
九、鱝魚 …… 五五
一〇、鮂魚 …… 五五
一一、鱒魚 …… 五六
一二、鯉魚 …… 五六
一三、鯽魚 …… 五七
一四、鰻鱺魚 …… 五八
一五、黃魚 …… 五九
一六、比目魚 …… 五九
一七、帶魚 …… 六〇
一八、鯊魚 …… 六〇
一九、魚翅 …… 六一
二〇、魚肚 …… 六一
第三節 節足動物類 …… 六二
一、蝦 …… 六五

二、海蝦 …… 六三
三、蟹 …… 六四
四、梭子蟹 …… 六五
第四節 軟體動物類 …一六五… 六五
一、蛤蜊 …… 六六
二、河蚌 …… 六六
三、淡菜 …… 六七
四、蟶 …… 六七
五、江珧柱 …… 六八
六、蚶子 …… 六八
七、田螺 …… 六九
八、蜆 …… 六九
九、墨魚 …… 七〇
一〇、烏賊 …… 七一
第五節 棘皮腔腸動物類 一七一… 七二
一、海參 …… 七二
二、海蜇 …… 七二
三、海蜇皮 …… 七三

中國醫學叢書 食用本草學

例言

一、咱們中國，關於「食用本草」這一類的古籍，種類不少。如唐代有孫思邈的「千金食治」；孟詵的「食療本草」；陳士良的「食性本草」；昝殷的「食醫心鑑」。元代有吳瑞的「日用本草」。明代有周憲王的「救荒本草」；汪頴、盧和合編的「食物本草」；寧原的「食鑑本草」。清代有沈異將的「食物本草」；何克諫的「食物本草備考」…日本方面，也有松岡元達的「食療正要」；中尾万三的「食療本草之考察」…取材豐富，有功於世。但是深究各書的內容，都未能把食物的營養價值，表示出來。著者爲着各方面的需要，不揣譾陋，特把歷年蒐集研究的材料，編刻成書，定名爲「食用本草學」。

二、咱們中國，地大物博，可供食用的生物，很多很多，決不是這本薄薄的書，可以容納得下。本書所采的食物，以著者吃喝過的，深究過的，試驗過的爲限。一共有三百三十二種，分類如下：

一

◬植物性的食品：分為五大類，一六目，計共二五九種。

一、穀藏類（三三種）——又分五穀（一八種），豆菽（一四種）二類。

二、蔬菜類（四四種）——又分葉菜（一六種），根莖（一七種），蓏果（一二種）三類。

三、果實類（四三種）——又分漿果（七種），仁果（一三種），核果（八種），乾果

（一五種）四類。

四、藻菌類（一三種）——又分海藻（六種），菌蕈（六種）二類。

五、五味類（二九種）——又分興奮（八種），辛辣（八種），香甜（五種），鹽醬（三種），

油醋（五種）五類。

◬動物性的食品：分為兩大類，七目，計共六三種。

一、禽獸類（二三種）——又分走獸（一六種），飛禽（七種）二類。

二、水族類（四〇種）——又分兩棲（三種），魚（二〇種），節足動物（四種），軟體動物

（一〇種），鰕皮、腔腸動物（三種）五類。

三、本書文字，用淺顯的語體文叙述，矜求讀者易於瞭解。每種食物，都分品名、形性、成

分、應用、禁忌五項說明，以清眉目。

1. 品名一項，首述命名的意義、通用的名稱；次述出產的區域、重要的產地。

2. 形性一項，除敘明食物的分類科屬、形態、大小、色澤等外，又把氣味、性質、功能等，分別說明。

3. 成分一項，記載食物的成分，和熱量，以明食物的營養價值。

4. 應用一項，說明食物的用途；必要時兼及生理作用和藥用的概要。

5. 禁忌一項，專記食物和藥物性質的反、畏；或人體和食物性質的宜、忌，以免妨礙人體的康健！

四、本書所載各種食物的氣味、性質、功能、應用等，都拿歷代先醫的發明作根據；除新增，或關節外，一律照錄，以存眞相。又食物成分的分析，手續繁複，著者雖是和同志們，做過五百多次的比較分析試驗；可是自個兒的試驗室，設備簡單，儀器不精，或許還有不精密的地方，所以除發表一大部分外，不得不兼探國內外各研究機關學校發表的食物分析結果，以昭鄭重！書中未能分別標明來源，諸祈原諒！

五、咱們人體生理的需要，除空氣和水以外，必須攝取食物中的營養素，才能保持生命。食物中所含的營養素，「粗枝大葉」的說，有蛋白質、脂肪、醣、無機鹽，和維生素五種

。這些營養素的功用，有的可以作構造細胞的材料；有的可以發生熱量和能力；有的可以節制生理作用。關於營養方面的學理，詳見本叢書「營養學」、「維生素學」。至於食物的分析法、熱量的計算法，詳見本叢書「食品化學」。食物的療病作用，詳見本叢書「食品療病學」。

六、本書初版，於民國二十四年八月二十日在上海印行。後經上海事變，書版被燬。此次本書歸永祥醫社發行，再版付印。為節省物資，減低定價起見，把原書「總論」，併入本叢書「營養學」中；其他材料，也經去蕪擷精；並用五號字排印；刪除原書插圖，以節篇幅。本書出版倉促，校對不精，錯誤的地方，知所不免。深盼海內外 同志指正，幸甚！幸甚！

著者識 三一‧二三‧一五‧

心一堂　飲食文化經典文庫

14

中國醫學叢書

食用本草學

陸觀虎主編
陸觀豹著作

第一章　穀類

第一節　五穀類

一、粳米

【品名】粳，是硬的意思。本品性剛不黏，所以叫「粳米」。又叫「稻米」。稻米原產東印度；現在咱們中國各地，都有出產。品質很多，高次不等。

【形性】本品屬禾本科。一年生草本。八九月收取粳稻的穎果，曬乾，舂去穅，就成粳米。色白，形橢圓。長約〇‧五公分，闊約〇‧三公分。味甘。性平。北粳涼，南粳溫；新粳熱，陳粳涼。功能補肺脾，益腸胃，強筋骨，通血脈，和五臟。

【成分】上等粳米：蛋白質九‧六，脂肪〇‧二，醋七九‧六，無機鹽〇‧三，粗纖維〇‧二，水一〇‧一。本品百分中含鈣〇‧〇二〇，燐〇‧一七〇〇，鐵〇‧〇〇三六。本

一

品每百公分，能生熱量三五九卡。中等粳米：蛋白質八‧五，脂肪〇‧三，醣七九‧一，無機鹽〇‧六，粗纖維〇‧五，水一一‧〇。本品百分中含鈣〇‧一八〇〇，燐〇‧一五〇〇，鐵〇‧〇〇三四。本品每百公分，能生熱量三五三卡。下等粳米，蛋白質七‧三，脂肪〇‧四，醣七八‧七，無機鹽一‧〇，粗纖維〇‧七，水一一‧九。本品百分中含鈣〇‧〇〇九三，燐〇‧一三〇〇，鐵〇‧〇〇三一。本品每百公分，能生熱量三四八卡。

【附註】食品成分的分析方法，詳見本叢書「食品化學」。

二、秈米

【應用】本品為五穀之長：是我們中國南部各省日常重要糧食的一種。內經說：「安穀則昌，絕穀則亡。」一點兒都不錯！秈米可以煮飯、蒸粥供食。炒成炒米，可以隨意取食。磨成細粉，可以做各種糕點。又粥飯鍋裏澄起的黏沫，醲滑如膏的，叫做「米油」；也叫「米湯」。撇取淡服，消煩渴，止洩痢；又可以補液填精，有益老弱。

【禁忌】炒米雖香，可是性燥助火。寒火便瀉的人，忌食。本品不可和馬肉同食，防發痼疾；又不可和蒼耳同食，令人卒心痛。

心一堂　飲食文化經典文庫

【品名】本品古出油頭一帶，所以叫「秈米」。宋真宗遣使到閩廣一帶，取穀三萬斛，分給天下種植；因此，各地都有這種秈稻。

【形性】秈稻，是禾本科植物。一年生草本。味甘。性溫。成熟期間頂早。米粒略似粳米而細長。長約○·六公分，闊約○·二五公分。功能溫中益氣，養胃和脾，除濕止洩。

【成分】蛋白質七·一，脂肪○·三，醣七七·四，無機鹽○·八，粗纖維○·七，水一三·七。本品百分中含鈣○·○○九五，燐○·一○○，鐵○·○○三三。又本品每百公分，能生熱量三四一卡。

【應用】秈米可供食用；兼作滋養強壯藥。

三、糯米

【品名】糯，是柔弱的意思。本品性柔而黏，所以叫「糯米」。糯稻各地都有出產。

【形性】糯稻，屬禾本科。一年生草本。九十月收取糯稻的穎果，去殼杵糠，即成白色的糯米。長約○·八公分，闊約○·三公分。味甘。性溫。功能補肺健脾，益氣止洩。

【成分】蛋白質六·五，脂肪○·二，醣七九·四，無機鹽一·一，粗纖維○·四，水一二

・四。本品百分中含鈣〇・〇二〇，燐〇・一〇〇，鐵〇・〇〇三二。又本品每百公分，能生熱量三四五卡。

【應用】本品性黏，不但可以釀酒、製餳，並且可以炒食、蒸粢；或磨成細粉，蒸做糕餅，充作食品。本品除食用外，兼作滋養強壯藥。能止泄痢，收自汗，縮小便。

【禁忌】糯米黏滯難化，小兒病人，不宜多吃。炒米香揚助火，多食傷津。又常食本品，使人多睡，身軟乏力，四肢不收，發風心悸。

四、紅麴米

【品名】粳米麴製而成的紅米，叫做「紅麴米」，簡稱「紅麴」。

【形性】紅麴米的米粒，長約〇・五公分，闊約〇・三公分。呈紅褐色。味甘。性溫。功能消食健脾，破瘀活血。

【成分】蛋白質二四・七，脂肪一・七，醣五六・二，無機鹽二・二，粗纖維一一・二，水四・〇。本品每百公分，能生熱量三三九卡。

【應用】本品可以釀酒，或和入食品，鮮艷可愛。又可作健胃消化藥。

【禁忌】凡是沒有血瘀和氣滯的，禁用。

五、米糠

【品名】糠，原名「米粃」。「粃」，也作「紕」，是薄的意思。本品是精米上的薄皮，所以叫做「米糠」。

【形性】米糠，是精米的外皮，灰白色。味甘。性平。功能通腸開胃，下氣消積。

【成分】蛋白質一五・八，脂肪四・三，醣四七・四，無機鹽一四・八，粗纖維六・五，水一一・二。本品每百公分，能生熱量二九二卡。

【應用】米糠和豆渣蒸熟，可充救荒食品。米糠含有多量的維生素乙。咱們日用的食米，往往祇求其白；那兒知道食米愈白，這種維生素乙，失去愈多。我國南方有患腳氣病的，就是因為多吃缺少維生素乙的白米，以致神經容易麻痺，四肢知覺失常；或兼發水腫，行動不便。如腳氣初發，每天進服米糠三四匙，開水調服，即可復元。

【附註】關於維生素的學說，詳見本叢書「維生素學」。

六、大麥

【品名】本品的盩藥果實，比小麥長大，所以叫「大麥」。各地都有出產。

【形性】本品是禾本科植物。一年生或越年生草本。穎果上端有長芒，內殼和外殼，互相緊抱，和小麥不同。大麥的顆粒，長約〇‧九公分，闊約〇‧三公分。味鹹。性溫，微寒。

功能除熱消渴，益氣調中，涼血化積，壯力養血。

【成分】蛋白質一〇‧五，脂肪二‧二，醣六六‧三，無機鹽二‧六，粗纖維六‧五，水一一‧九。本品百分中含鈣〇‧〇四三〇，燐〇‧四〇〇，鐵〇‧〇〇四一。又本品每百公分，能生熱量三二七卡。

【應用】大麥作飯，粥而有益。黃粥黏滑，可作點食。常食令人頭髮不白，補虛勞，益顏色，滑肌肥體。磨粉作餻，味也甘美。又可作滋補強壯藥，治面黃肌瘦，脾胃不和，穀食不化，胸腹脹滿等症。

【禁忌】大麥初熟時，炒食有火；多食生熱病。

七、小麥

【品名】本品的蓋藥穎果，小於大麥，所以叫「小麥」。我國各地，都有出產。

【形性】小麥，屬禾本科。一年生或越年生草本。他的穎果，夏季收取，入水能浮於水面的，叫「浮小麥」；小麥成熟時，芒黑發微的，叫「麥奴」。小麥的穎粒，長約〇‧八公分，闊約〇‧三公分。味甘。性微寒。新麥微熱，陳麥平和。功能補心解煩，除熱止汗。

【成分】蛋白質一二‧四，脂肪一‧四，醣七〇‧八，無機鹽二‧五，粗纖維二‧四，水一〇‧五。本品百分中含鈣〇‧〇六七〇，燐〇‧三八〇〇，鐵〇‧〇〇二一。又本品每百公分，能生熱量三四五卡。

【應用】小麥熬粥，可以充饑。小麥因含有造骨填髓需用的鈣、燐，所以幼年兒童，常吃小麥粥，可以健腦強骨，幫助身體的發育，確是優良的食品。又可作滋養強壯藥，除客熱煩躁，解口渴咽燥，行水利小便，養肝氣心病，止漏血唾血，令婦女易孕。

【禁忌】北方地氣厚，多霜雪，熱性減，所以藥用以北產的為良。又夏月燒餅的病人，不宜多吃本品。

八、小麥麩

【品名】小麥去麩，磨成細粉，叫做「小麥麵」，簡稱「麵粉」。

【形性】 小麥麵，種類很多，色白，高次不等。味甘。性溫。功能補虛益氣，調和五臟。久食實人體，厚腸胃，強氣力。

【成分】蛋白質一〇・八；脂肪一・二，醣七四・六，無機鹽〇・五，粗纖維〇・二，水一二・八〇。本品百分中含鈣〇・〇六七〇，燐〇・三八〇〇，鐵〇・〇〇三一。又每百公分，能生熱量三五二卡。

【應用】小麥麵，是我國北部各省的重要糧食的一種。本品可以做饅頭，花捲，烙餅，包子，餃子，麵條，糕餅，麵包，餅乾……等各種食品，或作正餐，或充點心。又

【禁忌】北麵性溫，常吃不會口渴；南麵性熱，常吃容易煩渴。西澄麵性涼，不可多食。又思癇子的，忌食麵食；否則復發。

九、麥麩

【品名】麥皮叫「麩」，也叫「麩皮」；麥的麩皮，簡稱「麥麩」。

【形性】麥麩，灰黃白色。味甘。性微寒。功能調中止汗，鎮痛散血。

【成分】蛋白質一三・九，脂肪四・二，醣五五・六，無機鹽五・三，粗纖維一〇・五，水

一〇・五。本品百分中含鈣〇・〇五三〇，燐〇・三八五〇，鐵〇・〇〇一五。又本品每

百公分，能生熱量三一六卡。

【應用】本品可以做「麵筋」。又可供藥用。凡時疾熱痢，湯火瘡爛，撲傷瘀血，醋炒貼

即愈。手足風濕，痺痛不止，寒濕脚氣，醋蒸麥麩，包熨痛處，汗出全愈。

一〇、麵筋

【品名】本品堅靭似筋，所以叫「麵筋」。

【形性】本品用麥麩和水揉洗，凝結成團，色灰白，就是麵筋。味甘。性涼。功能解熱，和

中，益氣。

【成分】蛋白質三二・四，脂肪〇・二，醋一・三，無機鹽〇・七，粗纖維〇・六，水七四

・八。本品百分中含鈣〇・〇七八〇，燐〇・二〇〇。又本品每百公分，能生熱量九七

卡。

【應用】麵筋，是素食中的要品。清燉，紅燒，油炸，都很適口。

一一、粟米

23

【品名】粟米，又叫「小米」。各地都有產生。

【形性】粟米，屬禾本科。一年生草本。孟秋或冬初收實，粒小而圓，色黃，就是粟米。直徑長約〇・一五公分。味鹹。性微寒。功能清熱解毒，補脾腎，和腸胃。

【成分】蛋白質九・七，脂肪一・七，醣七六・六，無機鹽一・四，粗纖維〇・一，水一〇・五。本品百分中含鈣〇・〇三九〇，磷〇・二三〇〇，鐵〇・〇〇七三。又本品每百公分，能生熱量三六一卡。

【應用】粟米和水，可以煮成粥飯。磨成細粉，可以蒸成食品。除食用外，兼作滋養藥。又治蟲與不出，反胃吐食，脾胃氣弱，食不消化，渴飲不下等症。陳的粟米苦寒，治胃熱消渴，利小便。

【禁忌】凡胃寒的，不宜常吃。

一二、黍米

【品名】黍，是富熱的意思。本品天熱生長，熱後成熟，所以叫「黍米」。也叫「黃米」。溫帶熱帶各地，都有產生。

【形性】黍，屬禾本科。一年生草本。本品是黍的子實，有赤白黑黃等色。粒圓，大小均勻，絕無參差。直徑長約〇・一五公分。味甘。性溫。功能利中益氣，補肺止痛。

【成分】蛋白質九・七，脂肪〇・九，醣七六・九，無機鹽一・〇，粗纖維〇・九，水一〇・六。本品百分中含鈣〇・〇一八〇，磷〇・二三〇〇，鐵〇・〇〇七九。又本品每百公分，能生熱量三五五卡。

【應用】黍米性黏，和水煮成稀飯、磨粉蒸煮糕點，都很可口。又本品可作藥用，治脾胃虛寒，泄瀉吐逆。

【禁忌】多食黍米，令人喜睡，緩人筋骨。

一三、稷米

【品名】稷米，又叫「高粱」；現名「文化米」。原產東印度。現在我國各地，都有種植。

【形性】稷，屬禾本科。一年生草本。五六月或七八月採收穎果，有紅黃白三種。果中米粒，就是稷米。稷米粗硬不黏，形扁圓。直徑長約〇・四公分。味甘。性寒。功能和胃健脾，益氣補虛，清熱涼血，解㿗止渴。

【成分】黃稷米：蛋白質九‧七，脂肪四‧一，醣七七‧七，無機鹽一‧四，粗纖維一‧五，水五‧六。本品每百公分，能生熱量三八八卡。紅稷米：蛋白質九‧五，脂肪四‧七，醣七二‧五，無機鹽二‧五，粗纖維一‧八，水九‧〇。本品每百公分，能生熱量三七〇卡。白稷米：蛋白質二一‧九，脂肪五‧〇，醣六四‧八，無機鹽三‧〇，粗纖維一‧六，水一三‧七。本品每百公分，能生熱量三五二卡。

【應用】稷米可以釀酒造餳。又可以作飯，充作饍食。更可用作殺和滋養藥，治陽盛陰衰，癰瘡發背；又可解除瘟邪。

【禁忌】凡有癰恙的，禁用。多食，腹中發冷，小兒忌食。惡瓠子、附子。

一四、玉蜀黍

【品名】本品苗葉，好像「蜀葵」；結的種子，好像白玉；所以叫「玉蜀黍」。古今都稱「玉米」。原產亞洲；我國各地，都有種植。

【形性】玉蜀黍，屬禾本科。一年生草本。秋初結果，種子黃白色，光潔如玉，扁圓形。直徑長約〇‧七公分。味甘。性平。功能調中開胃，

心一堂　飲食文化經典文庫

【成分】黃玉蜀黍：蛋白質八・六，脂肪四・四，醋七四・九，無機鹽一・八，粗纖維一・三，水九・○。本品百分中含鈣○・○八七○，磷○・二三○○，鐵○・○○一六。又本品每百公分，能生熱量三七四卡。白玉蜀黍：蛋白質七・七，脂肪二・二，醋七三・五，無機鹽一・二，粗纖維二・○，水一四・五。本品百分中含鈣○・○八一○，磷○・一八○○，鐵○・○○三三。又本品每百公分，能生熱量三四○卡。

【應用】玉蜀黍，可以煮食。杵碎，叫做「玉米渣」，可以煮粥。磨細，叫做「玉米麪」。低可以煮粥，又可以蒸糕，做窩窩頭等食品。

一五、蕎麥

【品名】本品磨粉似麥，所以叫「蕎麥」。又叫「蕎麥麪」。原產東印度及中亞細亞。我國廣東、江西一帶，出產頂多。

【形性】蕎麥，屬蓼科。一年生或越年生草木。八九月採取乾果，作三稜形，灰黑色。長約○・六公分，闊約○・四公分。味甘。性平而寒。功能下氣寬胸，消積通便。

【成分】蛋白質九・三，脂肪二・○，醋五九・六，無機鹽一・七，粗纖維一・○，水九・

27

五、其他一六、九。本品每百公分，能生熱量二九四卡。

【應用】蕎麥麵，可以做麵條烙餅供食。能益氣力。續精神。又可作健胃消化藥。並治禁口痢。每服三錢炒，糖水送服。又羊毛疹可用雞蛋清、黃酒，揉蕎麥麵，搓擦胸口後背，即愈。

【禁忌】凡脾胃虛寒的，禁用。久食動風，令人頭眩。又本品和豬羊肉同食，易患風癩，脫落鬚眉。

一六、雀麥

【品名】本品田野自生，穗似燕雀，所以叫「雀麥」；也叫「燕麥」。

【形性】雀麥，是禾本科植物。一年生草本。結實成穗，細長而疏。味甘。性平。功能充饑利腸。

【成分】蛋白質一五、六，脂肪三、二，醣六六、七，無機鹽一、七，粗纖維三、二，水九、七。本品百分中含鈣○、○六九○，磷○、三九○○，鐵○、○○三八。又本品每百公分，能生熱量三五八卡。

【應用】雀麥，是救荒植物的一種。又可供藥用，胎死腹中，胞衣不下，用雀麥二兩，和水煎服，即下。

一七、薏米

【品名】本品假米，所以叫「薏米」，也叫「薏米仁」、「苡米」、「薏仁米」、「薏苡米」。山東，牛莊出產的頂好；廣西昭平生的，比較次一點兒。其他各地，也都有種植。

【形性】薏米，是禾本科植物。一年生草本。八九月採實，用指頭一壓，有光澤的薄皮，自能裂開，中有白色小仁，形扁圓，中央有深溝。直徑長約〇·五公分。味甘。性微寒。生用利濕熱；炒用止瀉痢。

【成分】蛋白質一三·七。脂肪五·四。醣六四·九，無機鹽〇·二。粗纖維三·二。水一二·七。本品每百公分，能生熱量三六三卡。

【應用】本品和水煮熟，可充點食。又作利尿及健胃藥。本品含有大量的鈣質和醣質。鈣質是構造骨頭的原料；醣質，是滋補腦子的要品。所以神經衰弱，或骨質不堅的人，都可以當吃薏米。又能行水袪濕，治腎臟炎。

【禁忌】凡是沒有濕熱的，禁用。

一八、胡麻

【品名】咱們中國，本有大麻。漢使張騫從大宛得種，攜回種植，形狀像大麻，所以叫「胡麻」。又叫「芝麻」、「脂麻」、「三角胡麻」、「小胡麻」、「大胡麻」等名稱。

【形性】胡麻，屬胡麻科。一年生草本。每年七八月，披取胡麻的枝幹，曬乾，蒴果自裂，敲取扁平細小的種子，就是胡麻。頭尖，體長圓。長約〇•三公分。有黑白兩種，都發一種芳香。味甘。性平。功能益肝補腎、養血潤燥。

【成分】白胡麻：蛋白質二二•三，脂肪五九•六，醋四•五，無機鹽四•五，粗纖維七•五，水三•七。本品每百公分，能生熱量六六〇卡。黑胡麻：蛋白質二二•九，脂肪六一•七，醋四•三，無機鹽三•四，粗纖維六•二，水三•五。本品每百公分，能生熱量六六五卡。

【應用】胡麻子可以榨油，叫「香油」，充作和味料。黑胡麻子和米炒熟磨粉，加糖，開水沖拌作點，味香可口。常食益氣力，長肌肉，堅筋骨，填腦髓。本品又用作滋養強壯藥。

【禁忌】凡精氣不固，大便溏瀉的，禁用。

第二節 豆栽類

一、黃大豆

【品名】豆呈黃色，所以叫「黃大豆」。簡稱「黃豆」，俗稱「毛豆」。

【形性】黃大豆，屬豆科。一年生草本。夏結莢果，有毛，莢中有豆，橢圓形，生綠熟黃，就是黃大豆。長約二公分，闊約○‧六公分。味甘。性溫。功能消水腫，利大腸。

【成分】蛋白質三九‧二，脂肪一七‧四，醣二五‧四，無機鹽五‧○，粗纖維四‧三，水八‧八。本品百分中含鈣○‧三二○，燐○‧五七○○，鐵○‧○○五九。又本品每百公分，能生熱量四一五卡。又黃豆芽的成分：蛋白質九‧二，脂肪一‧六，醣五‧五，無機鹽一‧一，粗纖維○‧八，水八一‧九。本品每百公分，能生熱量七三卡。

【應用】黃大豆，除黃熟供食，榨油、製醬外，可作綏和滋養藥。又凡有肺癰、痧氣嘔噦症象的，可介病人嚼生大豆，不覺腥味的，常是真病；覺有腥味的，不是真病，展試展噦。

【禁忌】黃大豆多食不節，必見生痰壅氣動嗽的證象。

31

二六、赤小豆

【品名】豆小而赤，所以叫「赤小豆」。簡稱「赤豆」。

【形性】赤小豆，屬豆科植物。一年生草本。每年夏至後下種，秋季結細長的莢果，中藏圓形紅色的種子，就是赤小豆。長約〇‧六公分，闊約〇‧四公分。味甘酸。性平。功能清濕熱，排膿毒，消水腫，止洩瀉，下乳汁，利小便。

【成分】蛋白質二〇‧七，脂肪〇‧五，醣五八‧四，無機鹽三‧三，粗纖維四‧九，水一二‧二。本品百分中含鈣〇‧〇九六，燐〇‧二九〇〇，鐵〇‧〇〇五七。又本品每百公分，能生熱量三三一卡。

【應用】本品除做糕點煮食外，用作利水藥和腫瀉藥。

【禁忌】凡陰虛而無濕熱的，忌食。

三、綠豆

【品名】豆作綠色，所以叫「綠豆」。也叫「菉豆」、「青小豆」。

【形性】本品屬豆科。一年生草本。莢粗而鮮綠的，俗叫「官綠」，皮薄肉多；莢小而褐綠的，俗叫「油綠」，皮厚肉少。秋季採豆，豆長圓形，長約〇・五公分，闊約〇・四公分。味甘。性寒。功能消積熱，解百毒。

【成分】綠豆：蛋白質二三・一，脂肪〇・八，醣五八・八，無機鹽三・三，粗纖維三・一，水一一・九。本品百分中含鈣〇・〇六五〇，燐〇・三五〇〇，鐵〇・〇〇三二。又本品每百公分，能生熱量三三一卡。又綠豆芽的成分：蛋白質三・二，脂肪〇・一，醣三・九，無機鹽〇・四，粗纖維〇・七，水九一・七。本品每百公分，能生熱量二九卡。

【應用】綠豆煮食，清膽養胃，解暑止渴，潤皮膚，清浮腫，利小便。浸漬發芽，摘根作菜，叫「綠豆芽」。陳極甘美。生研絞汁服，治丹毒、煩熱。

【禁忌】凡是沒有熱毒的，禁用。反榧子，同食殺人。忌鯉魚。

四、白扁豆

【品名】本品形扁而色白，所以叫「白扁豆」。產江蘇鎮江的，叫「南扁豆」。產江北的品種，次一點兒。

【形性】白扁豆，屬豆科。一年生草本。每年白露節後採豆。形扁圓，色白。長約一公分，闊約〇‧七公分。味甘。性溫。功能補脾化溼，消暑生津，煖脾胃，止泄痢。

【成分】白扁豆：蛋白質二二‧七，脂肪一‧八，醣五六‧五，無機鹽三‧二，粗纖維五‧九，水九‧九。本品百分中含鈣〇‧一二〇，燐〇‧三七〇〇，鐵〇‧〇〇六八。又本品每百公分，能生熱量三三三卡。鮮扁豆莢：蛋白質二‧〇，脂肪〇‧二，醣四‧七，無機鹽〇‧六，粗纖維一‧〇，水九一‧五。本品每百公分，能生熱量二九卡。

【應用】白扁豆嫩時，可充蔬菜。豆老可以煮食。和中下氣，益脾開胃。藥用治帶濁，和霍亂；又作解酒毒藥。

【禁忌】凡有傷寒外邪的，禁用。

五、蠶豆

【品名】本品豆莢像蠶，又在蠶時成熟，所以叫「蠶豆」。漢代張騫使外國時，由西胡攜回豆種栽培。所以現在各省都有出產。

【形性】蠶豆，是豆科植物。越年生草本。豆粒大而扁，頭方體圓。長約二公分，闊約一，

二公分。味甘，微辛。性平。功能健脾快胃，益腸利膈。

【成分】鮮蠶豆：蛋白質四‧五，脂肪〇‧二，醣六‧九，無機鹽〇‧八，粗纖維二‧一，水八五‧五。本品每百公分，能生熱量四九卡。乾蠶豆：蛋白質一八‧二，脂肪〇‧八，醣五八‧六，無機鹽二‧七，粗纖維六‧七，水一三‧〇。本品每百公分，能生熱量三二四卡。

【應用】蠶豆嫩時，可作蔬菜，味很鮮美。老豆可以炒食，可以羹食；又可以做醬，需用很廣。

【禁忌】蠶豆多食發脹，不易消化。胃弱的人和小孩兒，頂好少吃。

六、豌豆

【品名】本品蔓苗柔弱宛曲，所以叫「豌豆」。各地原野園圃，都有出產。

【形性】豌豆，屬豆科。是越年生蔓性草本。初夏結莢果，莢長六七公分。中有種子，嫩時鮮綠，老時淡黃。圓形，直徑長約一公分。味甘。性平。功能治寒熱，除吐逆，止泄痢，利小便，消脹滿。

35

【成分】鮮豌豆：蛋白質五・六，脂肪〇・二，醣九・二，無機鹽〇・七，粗纖維一・〇，水八三・三。本品每百公分，能生熱量六一卡。老豌豆：蛋白質二四・六，脂肪一・〇，醣五七・五，無機鹽二・九，粗纖維四・五，水九・五。本品每百公分，能生熱量三三七卡。豌豆苗：蛋白質三・四，脂肪〇・二，醣一・八，無機鹽〇・六，粗纖維〇・九，水九三・一〇。本品每百公分，能生熱量二三卡。

【應用】豌豆嫩時，可以作菜，味很鮮嫩。老豆可以煮食，也可以做各種點食。常吃，去齒留，令人面發光澤。淡食，可治消渴。

七、黑大豆

【品名】豆皮色黑，所以叫「黑大豆」。簡稱「黑豆」，又叫「烏豆」。原產亞洲東部。我國江、浙、湘、鄂，出產很多。

【形性】黑大豆，屬豆科。一年生草本。夏季開花，秋季結莢果，莢外有背毛，中藏種子四五顆。橢圓形，皮色黑。長約一公分，闊約〇・六公分。味甘。性平。功能祛風熱，鎮心神，消水腫，解諸毒；兼有滋養功效。

【成分】蛋白質四九‧八，脂肪一三‧一，醋一八‧九，無機鹽四‧六，粗纖維六‧八，水七‧八。本品百分中含鈣○‧二五○○，燐○‧四五○○，鐵○‧○一○五。又本品每百公分，能生熱量三八四卡。

【應用】黑大豆含蛋白質極多，可以滋補身體。炙熟常食，令人長肌肉，益顏色，填骨髓，加氣力。又黑大豆一公斗，炙熟去皮，製成豆沙；和脂麻粉二公升，聚泥十公斤，糯米粉五公升，加水揉和，做成小餅，蒸熟供食，可以充饑。吃飽一頓，一日不餓；常吃令人強壯，容貌紅白，精神飽滿，永不憔悴。

【禁忌】凡脾胃虛寒和沒有熱毒的，禁用。畏龍膽。忌豬肉，厚朴，草蔴子。

八、豇豆

【品名】長豇豆，簡稱「豇豆」。

【形性】豇豆。屬豆科。一年蔓生草本。秋季結長莢果，莢內有種子十數顆。色紅褐。長圓形。長約○‧六公分，闊約○‧三公分。味甘，微鹼。性平。功能理中益氣，補腎健胃，和五臟，調營衛，生精髓，止消渴。

二三

【成分】豇豆：蛋白質二一・三，脂肪二・二，醣五八・五，無機鹽三・四，粗纖維四・三，水一〇・三。本品每百公分，能生熱量三三九卡。鮮豇豆莢：蛋白質二・七，脂肪〇・二，醣四・六，無機鹽〇・七，粗纖維一・六，水九〇・三。本品每百公分，能生熱量三五卡。

【應用】豇豆嫩豆莢，可以煮菜；老時收子。做餡蒸糕，味都甘美。豇豆能補腎健胃，凡腎氣虛損，胃津不生，胃渴不止，吐逆泄痢，小便頻數的人，常吃豇豆，諸病全消。

九、豆腐

【品名】老豆腐，又叫「北豆腐」；嫩豆腐，又叫「南豆腐」。

【形性】黃豆水浸磨碎，濾去豆渣，煑熟，即成「豆腐漿」。味甘，微鹹。性平。功能清咽袪膩，潤熱下氣，通腸利便，可止淋濁。豆腐漿，用鹽滷或石膏點收，就成「豆腐腦」。味甘鹹。性寒。有小毒。功豆腐腦放入木框，用布包好，壓去過量的水，即成「豆腐」。味甘鹹。性寒。有小毒。功能寬中益氣，和脾健胃，消脹去滿，下大腸濁氣。

【成分】豆渣：蛋白質二・六，脂肪〇・三，醣七・三，無機鹽〇・七，粗纖維一・八，水

八七‧三。本品每百公分，能生熱量四二卡。豆腐漿：蛋白質四‧五，脂肪一‧八，醋一‧五，無機鹽○‧四，水九一‧八。本品百分中，含鈣○‧○二五，磷○‧○四五○，鐵○‧○○二五。又本品每百公分，能生熱量四一卡。豆腐腦：蛋白質三‧三，脂肪一‧二，醋○‧五，水九四‧四。本品每百公分，能生熱量二六卡。南豆腐：蛋白質四‧七，脂肪一‧三，醋二‧五，無機鹽一‧一，粗纖維○‧一，水九○‧三。本品百分中，含鈣○‧二四○○，磷○‧○六四○，鐵○‧○○一四。又本品每百公分，能生熱量四一卡。北豆腐：蛋白質七‧五，脂肪一‧○，醋四‧五，無機鹽○‧七，粗纖維○‧一，水八六‧二。本品百分中含鈣○‧二一○○，磷○‧二一○○，鐵○‧○○三六。又本品每百公分，能生熱量五七卡。

【應用】豆腐漿，可以作滋補飲料。常服大補虛瓶，寧嗽補血。豆腐，可以煮熟作菜。能和脾胃，消腸滿。豆渣，又叫「雪花菜」，可治便血痔惡。

一○、豆腐皮

【品名】常煮豆腐漿時，漿上結成的皮，叫「豆腐皮」；也叫「豆腐衣」。

【形性】豆腐皮，色淡黃，薄而易碎。味甘，性平。功能養胃解毒。

【成分】蛋白質五一‧〇，脂肪二一‧二，醣一七‧六，無機鹽四‧五，水五‧七。本品每百公分，能生熱量四六五卡。

【應用】豆腐皮，可以作菜佐膳。

【禁忌】豆腐皮滑胎，孕婦忌食。

一一、豆腐乾

【品名】水分極少的乾豆腐，叫「豆腐乾」。

【形性】用布包緊豆腐，壓去水分，用醬油、香料或鹽湯一煮，就成「豆腐乾」。形方，色黃。味甘。性溫。功能和胃調中。

【成分】蛋白質二〇‧九，脂肪九‧五，醣六‧八，無機鹽八‧九，粗纖維〇‧四，水五三‧五。本品每百公分，能生熱量一九六卡。

【應用】豆腐乾可以供食。也可以作菜佐膳。

一二、乳腐

【品名】乳腐，有「臭豆腐」，「醬乳腐」，「糟乳腐」等分別。

【形性】醃過的豆腐發臭，叫「臭豆腐」；形方，灰白色。醬和紅麴浸製的醃豆腐，叫「醬乳腐」；形方，紅褐色。糯米酒浸的醃豆腐，叫「糟乳腐」；形方，淡黃色。味甘鹹。性平。功能養胃調中。

【成分】臭豆腐：蛋白質一三・一，脂肪一〇・二，醣三・八，無機鹽一一・三，粗纖維〇・六，水六一・〇。本品每百公分，能生熱量一五九卡。醬乳腐：蛋白質一四・四，脂肪五・六，醣五・二，無機鹽一七・五，粗纖維〇・六，水五六・七。本品每百公分，能生熱量一二九卡。糟乳腐：蛋白質一七・四，脂肪八・六，醣六・四，無機鹽一三・五，粗纖維〇・四，水五三・七。本品每百公分，能生熱量一六八卡。

【應用】臭豆腐油炸或蒸熟，都可以作菜。醬乳腐、糟乳腐，也可以佐膳。

一三、千張

【品名】千張，吳人叫「百葉」。

【形性】豆腐腦用布包好，壓去水分，即成「千張」。形方，色白。味甘鹹。性平。功能消

腫利腸。

【成分】蛋白質二〇・三，脂肪七・三，醣四・二，無機鹽三・四，粗纖維〇・二，水六四・六。本品每百公分，能生熱量一六五卡。

【應用】千張可以煮菜。

一四、粉條、粉皮

【品名】綠豆麵做成的薄皮，叫「粉皮」；綠豆麵做成的細條，叫「粉條」；乾的粉條，又叫「乾粉」。

【形性】綠豆麵和水調勻，放在湯鍋中一煮，結成圓形薄片，就成「粉皮」。綠豆漿，從有孔的木斗流入湯鍋，結成綫條，就成「粉條」。晒乾的粉條，又叫「乾粉」。味甘。作涼。功能清熱解毒。

【成分】乾粉：蛋白質三・二，脂肪〇・二，醣九六・〇，無機鹽〇・五，組織維〇・三，水〇・一。本品每百公分，能生熱量三九八卡。粉皮：蛋白質〇・六，脂肪〇・二，醣八七・五，無機鹽一・二，粗纖維〇・一，水一〇・四。本品每百公分，能生熱量，三五四

【應用】粉條和粉皮，都可以煮菜佐膳。

第二章 蔬菜類

第一節 葉菜類

一、白菜

【品名】菜葉青白，所以叫「白菜」。也叫「黃芽菜」。

【形性】白菜，屬十字花科。越年生草本。高約五六公寸，莖葉闊大柔軟，葉嫩色黃，脆美可口。味甘。性溫。功淡青白。冬季多藏地窖，用馬糞壅培，不見風日，葉嫩色黃，脆美可口。味甘。性溫。功能清血健胃，利腸通便，除胸中煩，解酒渴。

【成分】蛋白質一‧一，脂肪〇‧一，醣二‧五，無機鹽〇‧五，粗纖維〇‧四，水九五‧四。本品百分中含鈣〇‧〇三〇，燐〇‧〇四二〇，鐵〇‧〇〇〇四。又本品每百公分，能生熱量一五卡。

【應用】白菜的莖葉，脆嫩甘美。或醃，或炒，或煮，都可作菜。

【禁忌】白菜能通利腸胃，多吃便稀。

二、蕓薹

【品名】本品原產塞外蕓薹戎。所以叫「蕓薹」。子可以榨油，又叫「油菜」。

【形性】蕓薹，屬十字花科，二年生草本。高約五六公寸。葉大而互生，作廣被針形，呈淺綠色。春季開黃花。味甘。性溫。功能散血，消腫毒，瀉熱，治遊丹。

【成分】蕓薹菜：蛋白質一‧四，脂肪〇‧一，醣二‧五，無機鹽一‧〇，粗纖維〇‧七，水九四‧三。本品每百公分，能生熱量一七卡。蕓薹菜花：蛋白質一‧九，脂肪〇‧四，醣二‧六，無機鹽〇‧九，粗纖維〇‧七，水九三‧五。本品每百公分，能生熱量二一卡。鹽蕓薹：蛋白質一‧七，脂肪〇‧三，醣二‧三，無機鹽三‧四，粗纖維〇‧八，水九一‧五。本品每百公分，能生熱量一九卡。

【應用】蕓薹的莖葉和葉花，都可炒食，或醃食。蕓薹子，可以作藥。

【禁忌】凡是沒有瘀滯的，或是滑腸的，都不能多吃。

三、菠菜

【品名】 本品，原名「菠薐菜」，簡稱「菠菜」。

【形性】 菠菜，屬藜科。一年生或越年生草本，高約三四公寸。莖中空。葉有長柄互生。葉端作三角形。莖葉綠色，根紫赤色。味甘。性冷滑。功能利五臟，通腸胃熱，能消酒毒。

【成分】 蛋白質一・八，脂肪○・二，醣一・八，無機鹽一・八，粗纖維○・五，水九三・九。本品百分中含鈣○・○七○○，燐○・○三四○，鐵○・○○二五。又本品每百公分，能生熱量一六卡。

【應用】 菠菜的莖葉肥嫩，根味甘美，炙食可口。常食補血潤燥，開胸利膈，健胃利腸。大便澀滯，和有痔疾的人，尤宜常食。貧血和有肺病的人，常吃本品，也有特效。

【禁忌】 多吃菠菜，令人腿弱，腰膝疼痛。

四、薺菜

【品名】 護生菜，又叫「薺菜」。田野自生。

【形性】薺菜，屬十字花科。一年或越年生草本。高約一公寸至三四公寸。下部葉叢生而作羽狀分裂；上部葉作箭形，沒柄而有缺刻。味甘。性溫。功能利肝和中。

【成分】蛋白質四・一，脂肪○・三，醣四・七，無機鹽一・四，粗纖維一・二，水八八・四。本品百分中含鈣○・四二○○，磷○・○七三○，鐵○・○○六三。又本品每百公分，能生熱量三八卡。

【應用】薺菜的嫩莖葉，有一種香氣，可供蔬茹。常吃期目益胃。

五六 芥菜

【品名】本品有剛介氣，所以菜名從「介」，叫做「芥菜」。

【形性】芥菜，屬十字花科。一年或越年生草本。高約一公尺餘，葉互生，葉綠有細鋸齒，葉敕很多。味辛。性溫。功能通肺豁痰，利膈開胃。

【成分】蛋白質二・二，脂肪○・一，醣四・七，無機鹽一・○，粗鐵維一・二，水九○・八。本品百分中含鈣○・二○○○，磷○・○三八○，鐵○・○○○八。本品每百公分，能生熱量二八卡。

【應用】大葉芥菜，可以炒食，也可以鹽食。能除腎經邪氣，通利九竅。又能治痰疾，煎部

麻痺等症。並助化消脂肪。小葉有毛的芥菜，不可供食。

【禁忌】久食芥菜，積溫成熱，辛散火盛，耗人真元，昏人眼目，發人痔疾。又本品和兔肉

同食，易生惡瘡。和鯽魚同食，常發水腫。

六、水芹菜

【品名】生於池澤中的芹菜，叫做「水芹菜」。

【形性】水芹菜，屬繖形科，多年生草本。春季宿根生苗，高約五六公寸，藥為羽狀複葉。莖葉嫩時，青白色，有一種特殊的香氣。味甘。性平。功能滌熱袪風，清胃止血，養精益氣。

【成分】蛋白質二‧二，脂肪〇‧三，醣二‧〇，無機鹽一‧〇，粗纖維〇‧六，水九三‧九。本品百分中含鈣〇‧一六〇，燐〇‧〇六一〇，鐵〇‧〇〇八五。又本品每百公分，能生熱量二〇卡。

【應用】水芹菜的莖葉，以白嫩的為上；可以煮熟作菜。我們常吃肥健增食。兼治神經衰弱

食用本草學

· 崩帶淋濁，諸黃等症。

【禁忌】水芹菜和醋同食，容易損壞牙齒。

七、旱芹菜

【品名】生於旱地的芹菜，叫做「旱芹菜」。

【形性】旱芹菜，屬繖形科。多年生草本。高約四五公寸。莖葉色綠，有一種特殊的香氣。味甘。性寒。功能除心下煩熱。

【成分】蛋白質一‧八，脂肪〇‧二，醣一‧〇，無機鹽一‧八，粗纖維〇‧六，水九四‧六。本品每百分中含鈣〇‧〇三四〇，燐〇‧〇三九〇，鐵〇‧〇〇〇七。又本品每百公分，能生熱量九卡。

【應用】旱芹菜，可以作菜，又可供藥用。久食能聚氣，下瘀血，療癥瘕鼠瘻，治瘍結核等症。

八、莧菜

心一堂　飲食文化經典文庫

【品名】莧莖高大，容易瞧見，所以菜名從「見」，叫做「莧菜」。莧菜有兩種，綠葉的叫「白莧菜」，紅葉的，叫「紅莧菜」。

【形性】莧菜，屬莧科。一年生草本。莖高約○‧五公尺。葉互生，卵圓形，葉柄長。白莧，莖葉綠色；紅莧，莖葉紅色。味甘。性冷。紅莧菜，功能利大小腸。白莧菜，功能補氣，除熱，通九竅。

【成分】紅莧菜：蛋白質一‧八，脂肪○‧三，醣三‧二，無機鹽一‧六，粗纖維○‧八，水九二‧三。本品百分中含鈣○‧二○○，燐○‧○四六，鐵○‧○○四八。又本品每百公分，能生熱量二三卡。白莧菜：蛋白質一‧八，脂肪○‧三，醣三‧○，無機鹽一‧六，粗纖維○‧八，水九二‧五。本品百分中含鈣○‧一八○○，燐○‧○四六○。鐵○‧○○三四。又本品每百分，能生熱量二二卡。

【應用】春夏之交，採取嫩莖葉，可以作菜供食。

【禁忌】莧菜性寒，不可和鱉肉同食。

九、蕹菜

【品名】「蕹菜」鬆密，又叫「空心菜」。水陸各地，都有出產。

【形性】蕹菜，屬旋花科。越年生草本，高約四五公寸。性宜濕地，畏霜雪。莖葉如蔓而中空，葉似菠菜。味甘。性平。

【成分】蛋白質一‧八，脂肪〇‧二，醣二‧七，無機鹽一‧四，粗纖維〇‧八。水九三‧一。本品百分中含鈣〇‧一〇〇，燐〇‧〇三七〇，鐵〇‧〇〇一四。又本品每百公分，能生熱量二〇卡。

【應用】蕹菜嫩的莖葉，可供蔬茹。

一〇、茼蒿菜

【品名】茼蒿菜，又叫「蓬蒿」。各地菜園子，種植很多。

【形性】茼蒿菜，屬菊科。一年生或越年生草本。高約〇‧三至一公尺。葉二回羽狀深裂，互生。味甘辛。性平。功能安心氣，養脾胃，消痰飲，利腸胃。

【成分】蛋白質一‧九，脂肪〇‧四，醣二‧六，無機鹽一‧〇，粗纖維二‧六，水九一‧五。本品每百公分，能生熱量二二卡。

【應用】蒿蒿菜，可以煮熟作菜，能清涼解渴，消暑防疫，健胃增食。

一一、金花菜

【品名】花色金黃，所以叫「金花菜」；又叫「苜蓿」。田野自生。

【形性】金花菜，屬荳科。越年生草本。平臥地上，長約〇・七公尺。藥作羽狀複葉，由三小葉合成。味苦。性平濇。功能安中利人。

【成分】鮮金花菜：蛋白質三・〇，脂肪〇・三，醣三・四，無機鹽一・四，粗纖維一・二，水九〇・七。本品百公分中含鈣〇・一二〇〇，磷〇・〇九一〇，鐵〇・〇〇八五。又本品每百公分，能生熱苗二八卡。鹽金花菜：蛋白質四・八，脂肪三・八，醣八・九，無機鹽一三・〇，粗纖維二・三，水六七・二。本品每百公分，能生熱苗八九卡。

【應用】金花菜的莖葉，可作菜茹，味鮮可口。或鹽食，味也鮮美。常食利五膱，去脾胃邪熱，通小腸熱毒。

【禁忌】多食金花菜，冷氣入筋中，合人瘦削。

一二、韭菜

【品名】韭菜，又有「長生菜」，「懶人菜」等名稱。

【形性】韭菜，屬百合科。是多年生草本。莖鱗狀，生於地下。初春發芽，色黃白，叫「韭芽」；又叫「韭黃」。葉細長扁平，長約三四公寸，色綠可愛。富含「硫亞列耳」揮發油，所以有一種臭氣。味辛微酸。性溫濇。功能散瘀活血。

【成分】韭芽：蛋白質一・七，脂肪〇・二，醋二・〇，無機鹽〇・三，粗纖維〇・六，水九五・二。本品每百公分，能生熱量一七卡。韭菜：蛋白質二・一，脂肪〇・四，醋三・三，無機鹽〇・八，粗纖維〇・八，水九二・六。本品百分中含鈣〇・〇五六〇，燐〇・〇四五〇，鐵〇・〇〇一三。又本品每百公分，能生熱量二五卡。

【應用】韭芽、韭菜、都可以作菜，味很甘美。可以壯陽、止洩精、暖腰膝、治腳氣、撩腹痛。又可止出血和醫喎反胃藥。在腸內有消毒作用。能治大腸炎的下痢。

【禁忌】凡陰虛有熱，和沒有瘀滯的，禁用。本品不可和蜂蜜和牛肉同吃。又多吃昏神暗目，酒後尤忌。

一三、黃花菜

【品名】 金針菜，又叫「黃花菜」。

【形性】 黃花菜，是萱草的花兒。萱草，屬百合科。多年生草本，葉如蒲蒜而柔弱。新舊相代，四季青綠。夏季抽花軸，高約一公尺，軸端有幾個花蕾，紅黃色，就是「黃花菜」。味甘。性涼。功能祛溼熱，利胸膈。

【成分】 鮮黃花菜：蛋白質二‧二，脂肪○‧四，醣八‧九，無機鹽○‧九，粗纖維一‧一，水八六‧五。本品百分中含鈣○‧○七三○，燐○‧○六九○，鐵○‧○○一四○。又本品每百公分，能生熱量四八卡。乾黃花菜：蛋白質一一‧七，脂肪○‧三，醣五○‧○，無機鹽五‧八，粗纖維五‧六，水二六‧六。本品每百公分，能生熱量二五○卡。

【應用】 黃花菜，柔韌而味甘。調味羹熱，可以作菜。黃花菜又爲涼降之品，能清熱止渴，祛溼通淋，養心消煩，開胸寬膈，解憂釋忿，醒酒除黃，常用作利尿藥。

一四、甘藍菜

【品名】 藍菜，又叫「甘藍菜」。

【形性】 甘藍菜，屬十字花科。是越年生的溼草。高約○‧七公尺。葉平滑，鮮綠色。味甘

。性平。功能填腦髓，益心力，壯筋骨，利關節，通經絡。

【成分】蛋白質二・七，脂肪○・三，醣四・○，無機鹽一・三，粗纖維一・二，水九○・五。本品每百公分，能生熱量三○卡。

【應用】甘藍菜可以作菜，味很甘美。益血液，促進循環，強胃腸，幫助消化。兼治黃毒。

一五、胡荽

【品名】漢張騫為使西域，携回這種，所以稱「胡」；「荽」是莖葉散布的樣子；合稱「胡荽」。俗叫「香菜」。又叫「蒝荽」。

【形性】胡荽，屬繖形科。是一年生的草本。多生在水邊。莖細長中空，高約○・六公尺。葉互生，薄而平滑，單羽或複羽狀，淡綠色。含有一種揮發油，所以有強烈的香氣。味辛。性溫。功能發痘疹，解惡氣。用作健胃驅風袪痰藥。

【成分】蛋白質二・○，脂肪○・三，醣六・九，無機鹽一・五，粗纖維一・○，水八八・三。本品每百公分，能生熱量三八卡。

【應用】胡荽的莖葉，可供菜茹。能清血健胃，治五臟，補不足，利大小腸，通小腹氣，拔

四肢熱，止頭痛。通心竅。痧疹痘瘄不出，可用陳酒煎胡荽的菜葉，遍擦全身，立出。

【禁忌】凡患脚氣金瘡，和口臭齲齒的，禁食。又不可久食，令人健忘。又服補藥或藥中有白朮、丹皮的，不可吃胡荽。

一六、馬蘭頭

【品名】馬蘭的嫩苗，叫「馬蘭頭」。生於山野田澤，各處都有。

【形性】馬蘭，屬菊科。是多年生的芳草。高約一公尺餘，葉作長卵形而尖。葉緣有鋸齒，葉面粗糙。他的嫩苗，就是「馬蘭頭」。味辛。性平。功能和營清化，破宿血，養新血，止蟲蠍，療吐血，合金瘡，斷血荊。

【成分】蛋白質二‧〇，脂肪〇‧二，醣三‧六，無機鹽一‧一，粗織維〇‧九，水九三‧二。本品百分中含鈣〇‧一三〇〇，燐〇‧〇三四〇，鐵〇‧〇〇二〇。又本品每百公分，能生熱量二〇卡。

【應用】馬蘭頭白水煮食，可作拌菜。鹽醋拌食，可治痔疾。

第二節　根莖類

一、山藥

【品名】「山藥」，原名「薯蕷」。唐代宗名預，避諱改名「薯藥」。後來因為宋英宗諱，又改為「山藥」。

【形性】山藥，屬諸蕷科。宿根蔓草，春發新芽，莖細長，纏繞他物而上升。葉為心臟形。根長約一公尺，徑約〇·三公寸。皮灰褐色，肉白色。味甘。性溫平。功能濇精，止瀉，理瀉，治痢。

【成分】蛋白質一·五，醣一三·七，無機鹽〇·六，粗纖維〇·九，水八三·三。本品百分中含鈣〇·〇一四〇，燐〇·〇四二〇，鐵〇·〇〇〇三。又本品每百公分，能生熱量六一卡。

【應用】山藥的根，可以煮食。或作飯菜，或作點心，都很甘美。常食可以補脾腎，調二便，強筋骨，豐肌體，清虛熱，填精髓。又山藥中含有一種「消化素」，糖化力捷，非常偉大。在攝氏四五十度的弱鹽酸中，三小時內，可以消化五倍分量的醣。所以煮食山藥，避用高熱，以免「消化素」的分解。又患糖尿病的，常吃山藥，尿中糖量自減，屢試屢驗！

【禁忌】凡有濕熱質邪的，禁用。不宜和麪同吃。惡甘遂。忌銅鐵。

二、山芋

【品名】山芋，原產南洋羣島，和溫帶各地。又叫「番薯」，「番藷」，「甘藷」，「紅薯」。

【形性】山芋，屬旋花科。多年生草本。莖細長，匍匐地上。葉卵形，或心臟形，有長葉柄。互生。塊根皮色，有紫有白，有深紅淡紅，有黃褐色。紅皮的，肉黃而味甜；白皮的，肉白而味淡。味甘。性平。功能補虛乏，益氣力，健脾胃，強腎陰。

【成分】鮮山芋：蛋白質一・三，脂肪〇・一，醣一六・二，無機鹽〇・五，粗纖維〇・三，水八一・六。本品百分中含鈣〇・〇一八〇，燐〇・〇二〇〇，鐵〇・〇〇〇四。又本品每百公分，能生熱量七一卡。乾山芋：蛋白質六・一，脂肪〇・五，醣七六・七，無機鹽二・四，粗纖維一・四，水一二・九。本品每百公分，能生熱量三三六卡。

【應用】山芋味很甘甜。水煮代飯，可以生力氣，少疾病。又可以生吃，益氣生津；也可以烤熟作點。切片曬乾，碾粉做各種食品，應用很廣。

【禁忌】中滿的人，不可多吃山芋。又多吃山芋，容易復發舊病。患痔瘡痔漏的人，也不能多吃，吃了病更厲害，因為山芋性能下行而滯氣。

三、萵苣

【品名】本品來自萵國，所以叫「萵苣」。也叫「萵筍」。各地園圃，都有出產。

【形性】萵苣，屬菊科。一年或越年生草本。高約一公尺。根長約三四公寸，鮮綠色肉。味苦。性冷。微毒。功能利五臟，通經脉，開胸膈。又能健腦清血，開胃增乳。

【成分】萵筍：蛋白質○・七，醣○・八，無機鹽○・八，粗纖維○・三，水九七・四。本品百分中含鈣○・○六八，燐○・三一，鐵○・○○二。又本品每百公分，能生熱量六卡。萵菜：蛋白質一・五，脂肪○・四，醣二・二，無機鹽○・七，粗纖維○・五，水九四・七。本品百分中含鈣○・○三八，燐○・三七○，鐵○・○○一一。又本品每百公分，能生熱量一八卡。萵莖：蛋白質○・六，脂肪○・一，醣二・一，無機鹽○・六，粗纖維○・四，水九六・二。本品百分中含鈣○・○二○，燐○・○三六○，鐵○・○○二。又本品每百公分，能生熱量一二卡。

【應用】蒿筍鹽醃，或羹熟作菜，味羹爽口。他的整葉，也可以鹽醃醃押食。又蒿筍中含有多量的「鈣質」和「維生素戊」，所以我們常吃蒿筍，就可以不生皮膚病。

四、菱白

【品名】本品根交結而白色，所以叫「菱白」。又叫「菰」，「菰筍」，「菱筍」。生於江湖池澤中。

【形性】菱白，屬禾本科。是多年生的水草。高約一二公尺。春季生新芽，好像筍的樣子，長約三公寸，就是「菱白」。味甘。性冷滑。功能去煩熱，止口渴，除目黃，利大小便。

【成分】蛋白質一·二，脂肪○·一，醣二·八，無機鹽○·五，粗纖維○·九，水九四·五。本品百分中含鈣○·○○三六，燐○·○○四三，鐵○·○○○三。又本品每百公分，能生熱量一七卡。

【應用】菱白可以羹菜供食。鹽醋羹食，可以利五臟邪氣，治卒心痛。又本品和鯽魚煮羹吃，可以開胃解酒毒。

【禁忌】菱白性冷滑，不可多吃。

五、芋

【品名】芋芳，簡稱「芋」，又叫「芋子」。俗叫「芋頭」。我國各省，都有出產。以江蘇丹徒縣龍潭所生的芋，最爲著名。

【形性】芋，屬天南星科。是多年生草本。莖高約一公尺餘。他的球根，外被黑絨毛，肉多色白，含有白色黏液。味甘。性平滑。有小毒。功能寬腸胃，充肌膚，解痘毒，止煩渴。

【成分】蛋白質二・二，脂肪〇・一，醣一六・七，無機鹽〇・八，粗纖維〇・六，水七九・六。本品百分中含鈣〇・〇一九〇，燐〇・〇三五一〇，鐵〇・〇〇〇六。又本品每百公分，能生熱量七七卡。

【應用】芋羹熟作菜，可葷，可素，也可充糧。久食，治虛勞，神經衰弱及黃疸病。

【禁忌】熟芋滑滑，多吃不免動氣，發冷泄瀉。

六、慈姑

【品名】本品一根，年生數子；好像慈姑生子，所以叫「慈姑」。生於水田，我國南部各省，都有出產。

60

【形性】 慈姑，屬澤瀉科。是多年生的水草。高約一公尺餘。霜後葉枯，根作橢圓形。色白而瑩潔。味甘，微苦。性微寒。功能療百毒。

【成分】 蛋白質五‧六，脂肪〇‧二，醣二五‧七，無機鹽一‧六，粗纖維〇‧六，水六六‧三。本品百分中含鈣〇‧〇〇八二，磷〇‧二六〇〇，鐵〇‧〇〇一四。又本品每百公分，能生熱量一二七卡。

【應用】 慈姑，可以煮食。也可以切片，用油炸黃，作為零食。多吃，發虛熱，腸，痔瘟，痃澼，崩中，帶下。

【禁忌】 孕婦忌食。與人常食，令人常發脚氣，損壞牙齒。

七、萊菔

【品名】 本品上古叫「蘆萉」；中古叫「萊菔」。俗叫「蘿蔔」。本品各省都有，以江蘇宜與縣出的頂好。

【形性】 萊菔，屬十字花科。是一年生或越年生草本。莖高一公尺餘，葉作羽狀分裂。根長大，白色多肉。味甘辛。性冷。功能破氣化痰，清熱消食。

61

【成分】 鮮菜菔：蛋白質〇・六，醣五・六，無機鹽〇・八，粗纖維〇・八，水九二・二。本品百分中含鈣〇・〇四九，燐〇・〇三四〇，鐵〇・〇〇〇五。又本品每百公分，能生熱量二五卡。乾菜菔：蛋白質六・六，醣六一・三，無機鹽八・七，粗纖維八・八，水一四・六。本品每百公分，能生熱量二七二卡。醬菜菔：蛋白質二・五，脂肪〇・三，醣一二・六，無機鹽九・二，粗纖維一・二，水七四・二。本品每百公分，能生熱量六三卡。鮮菜菔纓：蛋白質一・九，脂肪〇・二，醣三・六，無機鹽一・三，粗纖維一・〇，水九二・〇。本品每百公分，能生熱量二四卡。

【禁忌】 凡有氣虛血虧諸症的，禁用。服首烏、地黃的人，忌食。

【應用】 菜菔可以生食，可以鹽食，能止渴寬中。也可以煮熟作菜，能化痰消導。

八、蕪菁

【品名】 蕪菁，又叫「紅蘿蔔」。各地的菜園子，都有出產。

【形性】 蕪菁，屬十字花科。一年或越年生的草本。根多肉，有扁圓形或長圓形的兩種。味苦。性溫。功能利五臟，輕身益氣。消食下氣，治咳止渴。

【成分】蛋白質一‧二，脂肪〇‧一，醣九‧七，無機鹽〇‧八，粗纖維一‧一，水八七‧一。本品百分中含鈣〇‧〇一九〇，燐〇‧〇二三〇，鐵〇‧〇〇〇四。本品每百公分，能生熱量四五卡。

【應用】蕪菁，可以煮食，也可以生吃，或鹽食。可以消宿食，下氣。

九、胡蘿蔔

【品名】本品，元時從胡地携囘，氣味畧似蘿蔔，所以叫「胡蘿蔔」。原產歐羅巴洲；現在我國各省都有。

【形性】胡蘿蔔，屬繖形科。越年生草本。根黃赤色。長約三公寸，徑約二‧五公分。味甘辛。性微溫。功能利胸膈，調腸胃。

【成分】蛋白質一‧一，脂肪〇‧四，醣八‧二，無機鹽一‧〇，粗纖維一‧一，水八八‧二。本品百分中含鈣〇‧〇五五〇，燐〇‧〇五三〇，鐵〇‧〇〇〇六。又本品每百公分，能生熱量三二卡。

【應用】胡蘿蔔，生熟都可以吃，味很甘美，又能養胃。

一○、茅筍

【品名】「茅筍」，又叫「毛筍」。

【形性】茅竹，屬禾本科。茅竹的嫩筍，大的重約一二公斤。外有毛籜，肉白肥嫩，有蘭花香味的，是竹筍中頂好的一種。味甘。性平。功能利九竅，通血脈，化痰涎，消食積。

【成分】蛋白質二・一，脂肪○・一，醣四・四，無機鹽○・七，粗纖維○・七，水九二・○。本品百分中含鈣○・○○九九，燐○・○七六○，鐵○・○○○五。又本品每百公分，能生熱量四一卡。

【應用】茅筍，可供食用，又可供藥用，能治肺痿，吐血，痰嗽，積滯。又茅筍消痰的力量，勝於他筍；可是多吃了，令人心嘈易飢。

一一、冬筍

【品名】冬季生出的筍，叫「冬筍」。

【形性】冬筍，形短體小，籜上有毛。味甘。性寒。功能利脈下氣，化熱消痰。

【成分】蛋白質三・七，脂肪○・一，醣五・二，無機鹽一・一，粗纖維○・七，水八九・

二。本品百分中含鈣〇・〇二二〇、燐〇・〇五六〇、鐵〇・〇〇〇一。又本品每百公分，能生熱量三七卡。

『應用』冬筍味很鮮美，可以作菜。

一二、鞭筍

『品名』生於竹邊，形狀似鞭，所以叫「鞭筍」。

『形性』鞭筍，伏生土中，長約三公寸餘。味甘。性寒。功能開胃利腸，治痰止渴。

『成分』蛋白質一・八，醣五・六，無機鹽〇・九，粗纖維一・八，水八九・九。本品每百公分，能生熱量三〇卡。

『應用』鞭筍，味淡而鮮，氣香而蘊藉，可以煑食或醃食。五月梅雨時長的，叫「梅邊」，味淡肉硬，不及秋生的好。

一三、菱筍

『品名』蘆葦的嫩芽，簡稱「葦筍」。各省都有出產。

『形性』蘆葦，屬禾本科。多年生草本。多生水邊。春季從宿根生嫩芽，色白，柔嫩。味微

苦。性冷。功能止渴利溲，法膈間客熱。

【成分】蛋白質一‧四，脂肪○‧二，醣二‧八，無機鹽○‧七，粗纖維○‧八，水九四‧一。本品每百公分，能生熱量一九卡。

【應用】蓮蓊，可以煑熟作菜。能解蟹毒和肉毒。

一四、百合

【品名】本品由鱗瓣合成，所以叫「百合」。百合以湖南湘潭、寶慶出產的頂好。產四川的叫「川百合」；產江蘇南京的，叫「蘇百合」；都很有名。

【形性】百合，屬百合科。是多年生草本。地下球莖，由很多的鱗片，合成扁圓形。大的直徑，約八九公分。色白，下部稍微帶一點兒赤色。味甘。性平。功能潤肺止嗽，斂氣養心，安神定魄，祛風化溼。

【成分】蛋白質四‧○，脂肪○‧一，醣二八‧七，無機鹽一‧一，粗纖維一‧○，水六五‧一。本品百分中含鈣○‧○○九一，磷○‧○九一○，鐵○‧○○○○九。又本品每百公分，能生熱量一三二卡。

【應用】百合，以純白肥大，而有檀香氣味的頂好。或蒸或煮，不僅可以充飢，並且可以補虛止嗽。

【禁忌】凡中寒的，禁用。

一五、荸薺

【品名】荸薺，原名「烏芋」；又叫「地栗」。多生於水田。

【形性】荸薺，屬莎草科，是多年生草本。根似慈姑，扁圓形。直徑約三四公分。外部紅色，有黑色薄皮，內部白色。味甘。性微寒而滑。功能清熱，明目，化痰，消積。

【成分】蛋白質一‧四，脂肪〇‧一，醣二〇‧一，無機鹽一‧四，粗纖維〇‧六，水七六‧四。本品百分中含鈣〇‧〇〇八二，磷〇‧〇二六〇〇，鐵〇‧〇〇一四。又本品每百公分，能生熱量八七卡。

【應用】荸薺味甘，可以生吃，也可以煮食。

【禁忌】凡脾胃虛寒而無熱的，禁用。

一六、藕

【品名】蓮的花葉偶生，所以蓮的地下莖，叫「藕」。常生於池澤中。

【形性】藕，是「蓮」的地下莖，色白，有孔而多絲。長約一公尺，常有三四節。每節生二莖；一莖是花，一莖是藥。野生和開紅花的，蓮多藕劣；自種和開白花的，蓮少藕好。味甘。性平。生用生津止渴，涼血散瘀；熟用補心益胃，止瀉充飢。老藕搗汁取粉，叫做「藕粉」。功能開胃填髓，益血通氣。

【成分】鮮藕：蛋白質一‧七，脂肪〇‧一，醣九‧七，無機鹽一‧一，粗纖維〇‧八，水八六‧六。本品百分中含鈣〇‧〇一九，磷〇‧〇五一〇，鐵〇‧〇〇〇五。又本品每百公分，能生熱量四七卡。藕粉：蛋白質〇‧八，脂肪〇‧五，醣八七‧五，無機鹽〇‧七，粗纖維〇‧三，水一〇‧二。本品百分中含鈣〇‧〇〇三六，磷〇‧〇〇七六，鐵〇‧〇〇八。又本品每百公分，能生熱量三五八卡。

【應用】藕，可以生吃；也可以煮食。藕粉和入白糖，用開水冲拌，氣味芳香，常食安神健腦，解暑生津，消食止瀉。

一七、馬鈴薯

【品名】本品根間，略似馬鈴，所以叫「馬鈴薯」。俗名「土豆」。原産南美智利國。現在我國各地都有。

【形性】馬鈴薯，屬茄科，多年生草本。塊根橢圓形，有紅白兩種。味甘辛。性寒，有小毒。功能止熱嗽，解藥毒。

【成分】蛋白質一・八，脂肪〇・七，醣二六・一，無機鹽一・一，粗纖維一・三，水六九・〇。本品百分中含鈣〇・〇一〇，燐〇・〇五九〇，鐵〇・〇〇〇九。又本品每百公分，能生熱量一一八卡。

【應用】馬鈴薯煮熟。味甘美，厚人腸胃，可以充饑。

第三節　蓏果類

一、冬瓜

【品名】冬季下種，結瓜肥美，勝於春種，所以叫「冬瓜」。

【形性】冬瓜，屬葫蘆科。二年生蔓草。瓜大如斗，是漿果，橢圓形。皮厚而有毛，初生青

綠色，熟時分泌白霜。味甘。性微寒。功能袪濕瀉熱，利尿消腫。

【成分】蛋白質○‧四，醋二‧四，無機鹽○‧三，組織纖維○‧四，水九六‧五。本品百分中含鈣○‧○一九○，燐○‧○二○，鐵○‧○○○三。又本品每百公分，能生熱量一一卡。

【應用】冬瓜，可以煮熟作菜。胖人常食，可以減瘦輕健。瘦人要胖，不能多吃。「冬瓜皮」，「冬瓜子」，都可以供藥用。

【禁忌】凡是沒有濕熱的，禁用。又虛寒腎冷，久病滑泄的，都不能吃冬瓜。

二、黃瓜

【品名】本品從西域取來，所以叫「胡瓜」。後來因為避諱，改名「黃瓜」。

【形性】黃瓜，屬葫蘆科。一年生蔓草。又結瓠果，有刺很多。味甘。性寒，有小毒。功能清熱解渴，利水消血。

【成分】鮮黃瓜：蛋白質○‧八，脂肪○‧二，醋二‧四，無機鹽○‧五，組織纖維○‧七，水九五‧四。本品百分中含鈣○‧○三五○，燐○‧○三七○，鐵○‧○○○四。又本品

每百公分，能生熱量六卡。普黃瓜：蛋白質三·八，脂肪〇·二，醋一〇·四，無機鹽九

【禁忌】疳瘡瀉痢，脚氣折疥，產後痧痘，都要忌食。

【應用】黃瓜，可以生食，或鹽醃，或炒熟作菜。夏季常食，可以清血健胃，解署消熱。小孩兒多吃，容易作瀉生疳。

三，粗纖維〇·六，水七五·七。本品每百公分，能生熱量五八卡。

三、南瓜

【品名】本品原出南番，所以叫「南瓜」。現在各地都有。

【形性】南瓜，屬葫蘆科。一年生蔓草。花後結巨大漿果，形狀不一。大多是扁球圓形，有經溝數條，表面有疙疸。生時呈綠色，熟時變橙黃色。中藏扁圓形的種子。味甘。性溫。

【功能】和中益氣。又能驅除條蟲。

【成分】蛋白質〇·五，脂肪〇·四，醣六·〇，無機鹽〇·五，粗纖維〇·五，水九二·一。本品百分中含鈣〇·〇二〇，燐〇·〇〇九〇，鐵〇·〇〇〇一。又本品每百公分，能生熱量三〇卡。

71

【應用】南瓜可以充饑，也可以代糧救荒。和米粉作餅餌。子色白肉厚，可以炒食。

【禁忌】凡有腳氣，黃疸病的，禁用。和羊肉同食，壅氣。

四、絲瓜

【品名】本品，老時筋細如絲，所以叫「絲瓜」。

【形性】絲瓜，屬葫蘆科。一年生蔓草。夏季結瓜，深綠色，有皺紋，長約四五公寸。味甘。性平。功能清血解毒，通經達絡，行血下乳，祛痰鎮痛，消脹殺蟲。

【成分】蛋白質一‧五，脂肪〇‧一，醋四‧五，無機鹽〇‧五，粗纖維〇‧五，水九二‧九。本品百分中含鈣〇‧〇三八〇，燐〇‧〇四五〇，鐵〇‧〇〇〇八。又本品每百公分，能生熱量二五卡。

【應用】絲瓜嫩時，可以蔬菜，宜葷宜素。可治痰疾腎病。瓜老經霜枯黃，生強韌如網的纖維，叫「絲瓜絡」，可供藥用。能補能通，化痰除黃，息風止血。

【禁忌】凡血虛液涸而絡不利的，禁用。

五、茄子

【品名】茄子，古名「酪酥」。

【形性】茄子，屬茄科。一年生草本。夏秋結漿果，暗紫色，也有紫白青色的。北產的，大多扁圓形；南產的，卵圓形或長圓形。味甘。性寒。功能利氣散瘀，消腫鎮痛。

【成分】蛋白質二・三，脂肪〇・一，醣三・一，無機鹽〇・五，粗纖維〇・八，水九三・二。本品百分中含鈣〇・〇二〇，燐〇・〇三〇，鐵〇・〇〇〇四。又本品每百分分，能生熱址二三卡。

【應用】茄子，可以煮熟作菜。不可多吃；多吃腹痛下痢。少吃；可助消化脂肪。

【禁忌】大便溏泄的人，不可以吃。孕婦也不可多吃，以免傷胎。

六、西瓜

【品名】本品從西方回紇取來，所以叫「西瓜」。現在各地都有出產。

【形性】西瓜，屬葫蘆科。一年生蔓性草本。夏季結漿果，球形，直徑約二三〇寸不等。皮色生時作白色，熟時轉綠色而有光澤。瓤色或白或黃，或紅或粉，漿液很多。種子有黑白紅等色。味甘淡。性寒。功能消暑止渴，解熱利尿。

73

【成分】蛋白質〇‧四，醣一‧三，無機鹽〇‧二，粗纖維〇‧一，水九八‧〇。本品百分中含鈣〇‧〇〇二五，磷〇‧〇〇二七，鐵〇‧〇〇〇一。又本品每百公分，能生熱量七卡。

【應用】西瓜瓤味甘美，暑天常吃，可以解暑清熱。可是性寒，容易傷胃，不能多吃。否則，積寒助濕，易生瘧痢。又西瓜治黃疸，常有特效。按黃疸病人，吃了西瓜，不但小便通利；就是大便，也能暢通。大多是因為尿素增加，自可減少膽色素的含量；大便暢通，自可除去膽汁的停滯。西瓜皮，可供藥用。功能清熱解暑。西瓜子炒香佐酒，確是雅俗共賞的消閒食品。

七、甜瓜

【品名】本品味甜，所以叫「甜瓜」。原產亞細亞洲和亞非利加洲的熱帶地方。現在我國各省，都有出產。

【形性】甜瓜，屬葫蘆科。一年生蔓性草本。夏季結瓠果，呈橢圓形。長約一‧五公寸。黃色，有縱條紋。味甘。性寒滑，有小毒。功能止口渴，除煩熱，利小便，通三焦竅寒氣。

【成分】蛋白質〇‧四，脂肪〇‧一，醣六‧二，無機鹽〇‧五，粗纖維〇‧四，水九二‧四。本品百分中含鈣〇‧〇二七，磷〇‧〇二〇，鐵〇‧〇〇〇四。又本品每百公分，能生熱量二七卡。

【應用】甜瓜清香味甜，是夏天解暑止渴的食品。能滌熱除煩，利便解渴。瓜蒂，可以做涌吐藥。

【禁忌】凡虛寒多濕，便滑腹脹，脚氣和有產後病的，都要忌食甜瓜。又甜瓜有兩鼻兩蒂的，有毒殺人。

八、菜瓜

【品名】本品可以作菜，所以叫「菜瓜」。原產越中，又叫「越瓜」。現在南北各省，都有出產。

【形性】菜瓜，屬葫蘆科。一年生蔓性草本。夏秋之間結瓜。橢圓形，長約一二公寸至三公寸。皮肉的顏色，都是淡綠色的。味甘。性寒。功能利腸胃，止煩渴。

【成分】蛋白質〇‧七，醣一‧八，無機鹽〇‧三，粗纖維〇‧五，水九六‧七。本品百分

75

中含鈣○・○二四○，燐○・○一一○，鐵○・○○二。又本品每百公分，能生熱量一○卡。

【禁忌】小孩兒不能多吃菜瓜，介人虛弱，不利步行。

【應用】菜瓜可以生食。鹽糖醬醋浸藏，都能經久不壞。

九、瓠子

【品名】瓠子，又叫「壺蘆」。蘇人俗名「扁蒲」。南北各省，都有出產。

【形性】瓠子，屬葫蘆科。一年生蔓性草本。初秋結實，皮肉色綠，長約三公寸至五六公寸。味甘。性平滑。功能消熱利水，除煩潤腸。

【成分】蛋白質○・八，脂肪○・一，醣二・八，無機鹽○・四，粗纖維○・六，水九五・三。本品百分中含鈣○・○一○○，燐○・○四五○，鐵○・○○○八・又本品每百公分，能生熱量一五卡。

【應用】瓠子煮熟作菜，葷素咸宜。

一○、西紅柿

【品名】本品色紅似柿，所以叫「西紅柿」；又叫「番茄」。

【形性】西紅柿，屬茄科。一年生草本。夏秋結實，扁圓形，直徑約〇‧五至〇‧七公寸。色紅似柿。味甘。性溫。功能助消化，健脾胃。

【成分】蛋白質〇‧九，脂肪〇‧四，醣三‧三，無機鹽〇‧五，粗纖維〇‧六，水九四‧三。本品百分中含鈣〇‧〇〇八〇，燐〇‧〇三二〇，鐵〇‧〇〇〇四。又本品每百公分，能生熱量二〇卡。

【應用】西紅柿，味甘微酸，可以生吃，也能作菜。本品含維生素甲乙丁三種。常吃，可以預防腳氣病，並治腸胃病。

一一、菱

【品名】菱，又叫「菱角」。多生在池塘中。

【形性】菱，屬菱科。一年生水草。夏季葉腋生菱，兩角形，有青紅兩色。味甘。性平。功能清暑，泄熱。

【成分】菱角：蛋白質一‧四，脂肪〇‧二，醣九‧六，無機鹽〇‧七，粗纖維〇‧四，水

八七・七。本品百分中含鈣〇・〇〇八七，燐〇・〇四九〇，鐵〇・〇〇〇七。又本品每百公分，能生熱量四六卡。菱粉：蛋白質〇・三，脂肪〇・二，醣八〇・八，無機鹽〇・二，水一八・五。本品每百公分，能生熱量三三六卡。

【應用】菱角嫩時，可以生吃，肉嫩甘美；多吃傷胃。老菱黃熟，可以代糧充饑，多食腹脹。搗爛澄粉，和糖開水冲食，可以補中延年。菱角，又可作滋養劑，解熱、解毒藥。

第三章　果　實　類

第一節　漿果類

一、葡萄

【品名】本品可以造酒，酒易醉人，所以叫「葡萄」。原產西域；現在我國南北各地，都有種植。

【形性】葡萄，屬葡萄科。是蔓生的落葉木本。秋季結漿果，呈橢圓形或長橢圓形；直徑約一・五公分至三公分。外皮綠色而有紫暈。也有紫紅、黑、白等色的。肉多味美。味甘。

性平滑。功能利筋健骨，起痿治痹，除煩止渴，益氣培力。

【成分】紫葡萄：蛋白質〇・四，脂肪〇・六，醣八・二，無機鹽〇・三，粗纖維二・六，水八七・九。本品百分中含鈣〇・〇〇四一，燐〇・〇〇六三，鐵〇・〇〇〇八。又本品每百公分，能生熱量四〇卡。綠葡萄：蛋白質〇・四，脂肪〇・五，醣九・二，無機鹽〇・三，粗纖維一・一，水八八・六。本品百分中含鈣〇・〇〇三六，燐〇・〇一五〇，鐵〇・〇〇〇六。又本品每百公分，能生熱量四三卡。葡萄乾：蛋白質二・六，脂肪三・三，醣七六・一，無機鹽三・四，水一四・六。本品百分中含鈣〇・〇六四〇，燐〇・一三二〇，鐵〇・〇〇二一。又本品每百公分，能生熱量三四五卡。

【應用】鮮葡萄，可以生吃。甘而不飴，酸而不酢，冷而不寒，味長汁多，除煩解渴，遠水利濕。葡萄乾，能攝精氣，滋養身體。虛弱人常吃，最為相宜。但是葡萄乾有皮，不能多吃，以免胃腸發氣。

【禁忌】凡有風熱實邪的人，忌食。

二、香蕉

【品名】本品果實氣香，皮色易焦，所以叫「香蕉」。味甜，又叫「甘蕉」。產閩廣一帶，邪熱帶地方。

【形性】香蕉，屬香蕉科。是多年生草本。果實約有數十個連綴成串。果皮生時綠色，熟漸變黃。果肉甘甜，作五稜。長約一公寸至二公寸。味甘。性大寒。

【成分】蛋白質一‧三，脂肪〇‧六，醣二一‧〇，無機鹽〇‧八，粗纖維一‧〇，水七五‧三。本品百分中含鈣〇‧〇〇九〇，燐〇‧〇三〇，鐵〇‧〇〇〇六。又本品每百公分，能生熱量九五卡。

【應用】香蕉生食，止渴潤肺，解酒毒，潤腸胃；蒸熟晒乾，脊肉取食，通血脈，填骨髓，解肌熱，消煩渴。

三、波羅蜜

【品名】本品味甜像蜜，所以叫「波羅蜜」。出嶺南及印度等處。

【形性】波羅蜜，屬桑科。是常綠喬木。果實長橢圓形，長約二公寸餘。黃綠色，表面有無數的突起，果肉層疊，略似橘瓣。味甘而香，微酸。性平。功能止渴解煩，醒酒益氣。

【成分】蛋白質〇・四，脂肪〇・三，醣九・三，無機鹽〇・三，粗纖維〇・四，水八九・三。本品百分中含鈣〇・〇一八〇，燐〇・〇二八〇，鐵〇・〇〇〇五。又本品每百公分，能生熱量四二卡。

【應用】波羅蜜剖開，香氣四溢，味甜如蜜；夏季生吃，清暑解渴。

四、無花果

【品名】花小不顯，好像無花結果，所以叫「無花果」。各國都有出產；我國兩廣，產生頂多。

【形性】無花果，屬桑科。是喬木。花生花托，托作囊狀。花後囊漸膨大，結成倒卵圓形的果實，長約三四公分。果皮生時作綠色，熟變黃褐色或紫褐色。果肉紫色或紅色。味甘。性平。功能清熱潤腸。

【成分】鮮無花果：蛋白質一・〇，脂肪〇・四，醣一二・六，無機鹽〇・五，粗纖維一・九，水八三・六。本品百分中含鈣〇・二〇〇，燐〇・〇九六〇，鐵〇・〇〇二九。又本品每百公分，能生熱量五八卡。無花果乾：蛋白質四・三，脂肪〇・三，醣七四・二，

無機鹽二・四，水一八・八。本品每百公分，能生熱量三一七卡。

【應用】無花果味甜，生吃蜜餞，都很可口。入胃和胃液混和，可以幫助消化。入腸吸入血中，能促進血液的氧化，增進細胞的新陳代謝。本品可以作緩和滋養藥。又治痔瘡，和消化不良症。

五　桑椹

【品名】桑椹，又叫「黑桑椹」。原產波斯國。現在我國各地都有，以廣東省南海、順德一帶所產的頂好。

【形性】桑椹，是桑的果實。桑，屬桑科。桑椹生時青黃色；四月成熟，色變紫黑、橢圓形，長約三公分，表面凹凸不平，內含圓形小仁，汁很多。味甘。性寒。功能補腎明目，養血袪風，利水消腫，安神健步。

【成分】蛋白質〇・九，脂肪〇・六，醣五・七，無機鹽〇・六，粗纖維六・三，水八五・九。本品每百公分，能生熱量三二卡。

【應用】桑椹可以生吃，也可以飲汁。味初酸，繼轉甜。入胃，能助消化；入腸，能促進腸

的蠕動。或熬成膏，用作強壯藥。兼治習慣性的便秘。

【禁忌】凡大便泄瀉，腎虛無熱的，禁食。

六、覆盆子

【品名】子像覆盆的樣子，所以叫「覆盆子」。浙江寧波，出產很多。

【形性】覆盆子，屬薔薇科。是亞灌木。夏初結果，小而攢簇，形如圓錐，或像彈丸，長約二、五公分。生時綠色，熟變暗紅色。味甘。性平。功能補肝腎，縮小便，強陽事，澀陰痰。

【成分】蛋白質一・○，脂肪○・六，醣六・○，無機鹽○・六，粗纖維一・四，水九○・四。本品每百公分，能生熱量三三卡。

【應用】覆盆子，味甘微酸，可以生吃。又可用作滋養強壯藥。功能溫腎而不燥，固糖而不凝。所以常吃本品，陰痿能強，肌膚能潤，臟腑能和，鬚髮不白。婦女常吃，容易懷孕。

【禁忌】凡陽強不倒，小便不利的人，忌食。

七、柿

83

【品名】本品原名「柹」。世俗通作「柿」。南北各省，都有出產。

【形性】柿，屬柿樹科。是落葉喬木。八九月漿果成熟，色黃赤，扁圓形或橢圓形。大小不一。味甘。性平而濇。功能潤肺清腸，生津寧嗽，健脾補胃，止血療痔。

【成分】蛋白質〇‧七，脂肪〇‧一，醣一〇‧五，無機鹽二‧九，粗纖維三‧一，水八二‧七。本品百分中含鈣〇‧〇一〇，燐〇‧〇一九〇，鐵〇‧〇〇〇二。又本品每百公分，能生熱量四六卡。高莊柿：蛋白質〇‧五，脂肪〇‧一，醣一五‧九，無機鹽〇‧四，粗纖維〇‧四，水八二‧七。本品百分中含鈣〇‧〇〇八八，燐〇‧〇二一〇，鐵〇‧〇五，無機鹽一‧五，粗纖維二‧八，水二二‧七。本品百分中含鈣〇‧〇二二〇，燐〇‧三〇〇，鐵〇‧〇〇三四。又本品每百公分，能生熱量二九三卡。柿餅：蛋白質二‧四，脂肪〇‧一，醣七

【照用】柿味甘美，可以生吃。北產柿核少，柔腴益人，能補虛勞不足。又可用作祛痰鎮咳藥、收斂藥。柿霜味甜，治咽喉口舌掅痛。柿蒂，可作呃逆藥。

【禁忌】凡屬虛寒的，忌食。又本品不能和蟹肉同食。

第二節　仁果類

一、梨

【品名】　本品性善下行而流利，所以叫「梨」。梨以山東萊陽出的頂好。

【形性】　梨，屬薔薇科。是落葉喬木。秋季結果，大小不一；直徑長約七八公分。表皮有小斑點，果肉白色，中有黑色種子十餘顆。梨肉味甘微酸。性寒。功能瀉熱養陰。

【成分】　蛋白質〇‧一，脂肪〇‧一，醣九‧一，無機鹽〇‧二，粗纖維一‧三，水八九‧二。本品百分中含鈣〇‧〇〇五四，燐〇‧〇〇六四，鐵〇‧〇〇〇二。又本品每百公分，能生熱量三八卡。

【應用】　梨去皮生吃，汁多味甜微酸。常用作清涼劑，專入肺和胃。凡胸中熱結咳嗽，痰咳便秘，狂煩咽乾，因溼反胃不食，以及一切屬於熱而成病的，吃梨數個，就能轉重爲輕，消弭於無事。搗汁熬膏，可以清痰止嗽。

【禁忌】　凡胃寒便滑，和沒有熱邪的人，忌食。

二、蘋果

【品名】蘋果，原名「柰」。

【形性】蘋果，屬薔薇科。是落葉喬木。秋結果實，球形，直徑長約六七公分。果皮生青熟紅，或半紅，或半白，光潔可愛。味甘微苦。性寒。功能生津止渴，補中和脾。

【成分】中國蘋果：蛋白質〇·二，脂肪〇·一，醣一四·五，無機鹽〇·二，粗纖維一·〇，水八四·〇。本品百分中含鈣〇·〇一一〇，燐〇·〇〇九一，鐵〇·〇〇〇三。又本品每百公分，能生熱量六〇卡。美國蘋果：蛋白質一·〇，脂肪〇·八，醣一四·九，無機鹽〇·五，粗纖維〇·八，水八二·〇。本品每百公分，能生熱量七一卡。

【應用】蘋果氣香味甜。半熟時，果肉甚脆可口，過熟時，果肉沙爛，不堪食用。本品又可供藥用，補中焦諸不足氣。頭痛的人，常吃蘋果，可以止痛。

三、林檎

【品名】本品味甘，能引鳥於林，所以叫「林檎」。

【形性】林檎，屬薔薇科。是落葉喬木。夏末果熟，形圓略扁，直徑長約五六公分、果皮向

七二

陽面色鮮紅。味酸而甘。性溫。功能下氣消痰，療水穀痢，洩精。

【成分】蛋白質〇‧四，脂肪〇‧五，醣一四‧二，無機鹽〇‧三，粗纖維一‧二。水八三‧四。本品每百公分，能生熱量六三卡。

【應用】林檎有甘酢兩種：甜的早熟脆美；酢的晚熟，須熟透，才能供食。林檎晒乾研末，煎湯味美，叫「林檎麨」。本品除食用外，又可供藥用。

四、枇杷

【品名】本品葉形，好像琵琶，所以叫「枇杷」。江蘇洞庭山出的白沙枇杷，最為著名。

【形性】枇杷，屬薔薇科。是常綠喬木。夏季果實成熟，作球圓形，直徑長約二三公分。果皮黃色而有軟毛。中藏種子兩三個。味甘酸。性平。功能止渴下氣，利肺氣，止吐逆，除上焦熱，潤五臟。

【成分】蛋白質〇‧四，脂肪〇‧一，醣六‧六，無機鹽〇‧五，粗纖維〇‧八，水九一‧六。本品每百公分，能生熱量二九卡。

【應用】枇杷肉厚，味甜酸美。又有一種果肉白色的，叫「白沙枇杷」，味更甜美如蜜。

【禁忌】 多吃枇杷，發痰熱傷脾，和炙肉及熱麪吃，令人患黃熱病。

五、石榴

【品名】 石榴，原產歐洲、小亞細亞。現在我國各省，都有出產。

【形性】 石榴，屬安石榴科。是落葉灌木。秋季果實成熟，實如球形，直徑長約五公分至八公分。赤色，有黑斑。熟了自裂，中如蜂房，隔以黃色薄膜；子或紅或白，形如人齒，味甘而酸，性溫而濇。

【成分】 蛋白質一‧五，脂肪一‧六，醣一六‧八，無機鹽○‧六，粗纖維二‧七，水七六‧八。本品百分中含鈣○‧○一一○，燐○‧一○五○，鐵○‧○○○四。又本品每百公分，能生熱量八八卡。

【應用】 石榴多子，子肉透明，味有甘酸兩種，微濇。入胃，能止胃中酵素過盛的醱酵。入腸，能收斂腸黏膜，使腸分泌減少。石榴皮及根，入藥，用作收斂及殺蟲藥。

六、山查

【品名】　本品味似「樝子」，所以叫「山樝」。後人簡寫「山查」。產山東靑州、安東等處，以靑州出的頂好。

【形性】　山查，屬薔薇科。是落葉灌木。九月果實成熟，作球圓形。直徑長約三公分。皮作暗紅黃色。味酸。性冷。功能破氣，散瘀，消肉積，化痰涎。

【成分】　蛋白質〇・七，脂肪〇・二，醣二一・一，無機鹽〇・八，粗纖維一・九，水七五・三。本品百分中含鈣〇・四〇〇，燐〇・〇四〇〇，鐵〇・〇三一〇。本品每百公分，能生熱量八九卡。

【應用】　山查味酸，可以生吃。凡脾弱食物不化，胸腹脹悶的人，每飯後吃山查二三枚，可以幫助消化。煮老雞老肉不爛，可投山查數個同煮，容易熟爛。本品可作收斂藥、止血藥、魚類中毒的解毒藥、漆瘡的鎭�藥。

【禁忌】　凡脾虛惡食，胃弱無積的，都不能吃山查。

七、橘

【品名】　橘的種類很多。福建出的，叫「福橘」；黃巖出的，叫「蜜橘」；廣東汕頭出的叫

「汕頭蜜橘」；遏羅出的叫「遏羅蜜橘」。

【形性】橘，屬芸香科。是常綠灌木。初冬結實，扁圓形，大小不一。生時色綠，熟變紅色或黃色。皮薄而光滑易剝。皮中有瓣，瓣中有肉和核。味甘而酸。性溫。功能潤肺通絡，消食醒酒。

【成分】福橘：蛋白質〇‧六，脂肪〇‧四，無機鹽〇‧四，粗纖維〇‧四，水八六‧六。本品每百公分，能生熱量五二卡。蜜橘：蛋白質〇‧九，脂肪〇‧一，醋一‧九，無機鹽〇‧四，粗纖維〇‧二，水八六‧五。本品每百公分，能生熱量四五卡。汕頭蜜橘：蛋白質〇‧六，脂肪〇‧二，醋九‧二，無機鹽〇‧五，粗纖維〇‧三，水八九‧二。本品每百公分，能生熱量四一卡。遏羅蜜橘：蛋白質〇‧四，脂肪〇‧六，醋八‧四，無機鹽〇‧五，粗纖維〇‧七，水八九‧四。本品每百公分，能生熱量四一卡。

【應用】橘味甘甜，可以潤肺；飯後進食，有益胃腸。酸橘不可多吃；否則，生痰聚飲。蜜糖製成的橘餅，味甘。性溫。功能利中開膈，溫肺散寒，治嗽化痰，醒酒消食。橘紅、橘絡、橘核、橘皮，都可以作藥。

八、橙

【品名】橙，種類很多，以廣東新會縣出的頂好。

【形性】橙，屬芸香科。是常綠濯木。果實經霜成熟，球圓形，直徑長約六七公分。皮色正黃，粗而易剝，香氣很烈。顆味酸。性寒。功能行風氣，止惡心，去胃中浮氣。瘀瘕氣、癥瘕。

【成分】蛋白質〇‧六，脂肪〇‧一，醣八‧八，無機鹽〇‧三，粗纖維〇‧三，水八九‧九。本品百分中含鈣〇‧〇二六〇，燐〇‧〇一五〇，鐵〇‧〇〇〇二。又本品每百公分，能生熱量三九卡。

【應用】新會橙，味甘而酸，可以生吃。多吃傷肝氣，發虛熱。橙皮、橙子，都可以供藥用。

九、柚

【品名】柚，又叫「文旦」。閩廣等地，都有出產。

【形性】柚，屬芸香科。是常綠喬木。實扁圓形，直徑長約一‧六公寸。果皮鮮黃色，有特殊的香味，皮厚而不易剝開。果肉成瓣。味酸。性寒。功能消食，解酒毒。

【成分】蛋白質〇‧八，醣一〇‧二，無機鹽〇‧三，粗纖維〇‧四，水八八‧三。本品每

百公分，能生熱量四四卡。

【應用】柚類味甘而酸，可以生吃。也可以供藥用，治腸胃中惡氣，掰孕婦納呆。他的花、葉、皮，都供藥用。

一〇、金橘

【品名】本品熟時，皮色金黃，所以叫「金橘」；也叫「金柑」。我國贛浙川廣等省，都有出產。

【形性】金橘，屬芸香科。是常綠灌木。冬月果實成熟，球形，帶黃色。直徑長約二公分。味酸甘。性溫。功能下氣，快膈，止渴，解醒。

【成分】蛋白質〇·六，脂肪〇·二，醣一〇·九，無機鹽〇·四，粗纖維〇·四，水八七·五。本品每百公分，能生熱量三二卡。

【應用】金橘，顆多味酸，皮却甘美芳香，生食蜜漬，都很好吃。金橘和糖製成的餅，叫「金橘餅」；也叫「金橘脯」。形如小錢，明如琥珀，以福建莆田縣出的頂好。味甘。性溫。功能消食下氣，開膈醒酒。

一一、檸檬

【品名】檸檬，原產印度。現在我國暖地，也有出產。

【形性】檸檬，屬芸香科。是常綠灌木。果實長圓形，長約七八公分。皮色淡黃，有芳香氣。果肉黃白色，也有香氣。味酸。性溫。功能開胃消食，止渴解暑。

【成分】蛋白質一‧〇，脂肪〇‧七，醣八‧五，無機鹽〇‧五，水八九‧三。又本品每百公分，能生熱量四四卡。

含鈣〇‧〇二四〇，燐〇‧〇一八〇，鐵〇‧〇〇二八。本品百分中

【應用】檸檬，含枸櫞酸很多，榨汁和糖，開水冲服，味很甘美。夏天用作飲料，或作清涼劑，都很相宜。

一二、海棠

【品名】海棠，又叫「海棠果」。各地都有。

【形性】海棠，屬薔薇科。是落葉喬木。秋結仁果，球圓形，直徑長約三公分。生時綠色，

熟後半紅半黃，味酸甘，性溫。功能生津止渴。

【成分】蛋白質〇・二，脂肪〇・二，醣一四・六，無機鹽〇・四，粗纖維一・一，水八三・七。本品每百公分，能生熱量六〇卡。

【應用】海棠，味甘微酸，可以生吃，也可以做蜜餞，久藏不壞。

第三節　核果類

一、桃

【品名】桃是木本，結子繁多，所以果實從「木」「兆」，叫做「桃」。本品各地都有出產，種類很多。

【形性】桃，屬薔薇科。是落葉喬木。果實夏季成熟，也有秋季成熟的。桃的大小，隨着種類不同。味辛酸而甘。性熱，微毒。

【成分】蛋白質〇・七，脂肪〇・一，醣五・八，無機鹽〇・四，粗纖維三・六，水八九・四。本品百分中含鈣〇・〇〇七八，磷〇・〇二〇〇，鐵〇・〇〇〇二。又本品每百公分

，能生熱量二七卡。

【應用】桃子，可以生吃，也可以作脯。多吃桃子，介人有熱而膨脈。桃仁可以作藥。桃和藘肉同吃，易患心痛。

二、梅

【品名】梅子生時色青，叫「青梅」；梅子熟時色黃，叫「黃熟梅」。

【形性】梅，屬薔薇科。是落葉喬木。又率精質，叫「梅子」。球形。直徑長約三四公分。色翠綠，肉質鬆脆；熟時色呈杏黃，稍帶紅色，多液沒渣。味酸。性平。功能生津開膈。

【成分】生梅子：蛋白質〇·九，醋一八·九，無機鹽〇·六，水七九·六。本品每百公分，能生熱量七九卡。鹽酸梅：蛋白質三·四，脂肪〇·六，醋五六·三，無機鹽五·三，粗纖維六·三，水二八·一。本品每百公分。能生熱量二四四卡。

【應用】生梅子、熟梅子，都可以吃。鹽醃的梅子，叫「酸梅」；糖漬的梅子，叫「糖漬梅」；薰黑的梅子，叫「烏梅」。酸梅、烏梅，既可以吃，又可以充作藥用。「梅花」、「梅葉」、「梅仁」，也可以作藥。

【禁忌】多吃梅子、損齒傷筋、蝕脾傷胃、令人發膈上痰熱。服黃精的人，不能吃梅子。

三、杏

【品名】杏，南北各地，都有出產。

【形性】杏，屬薔薇科，是落葉喬木。又本結核果，圓球形。直徑長約四五公分。生綠熟黃。果肉和核，容易分離。味酸。性熱，有小毒。功能止渴，去熱毒。

【成分】鮮杏：蛋白質一・二，醣二二・一，無機鹽○・八，粗纖維一・九，水八五・○。本品百分中含鈣○・○三六○，鐵○・○○○八。又本品每百公分，能生熱量四九卡。杏乾：蛋白質三・八，脂肪○・三，醣五五・三，無機鹽三・一，粗纖維六・二，水三一・六。本品每百公分，能生熱量二二八卡。杏脯：蛋白質○・九，脂肪○・一，醣五三・三，無機鹽三・一，粗纖維二，水六八・三。本品百分中含鈣○・○三二○，鐵○・○○五八。又本品每百公分，能生熱量二二八卡。

【應用】杏兒可以生吃；也可以曬乾，做成杏乾；或用糖漬，做成杏脯。杏乾、杏脯，都可供食。杏仁、杏花、杏藥，都可作藥。

【禁忌】多吃杏見，易傷筋骨；生痰熱，惲精實。產婦尤宜忌食。

四、李

【品名】本品基木木，結子又多，所以從「木」和「子」，合成「李」。北人叫「李子」；南人叫「嘉慶子」。

【形性】李，屬薔薇科。是落葉亞喬木。夏結核果，球形，直徑長約三四公分，皮呈赤色，有光澤。味苦酸。性微溫。功能去熱調中。

【成分】蛋白質一‧○，脂二○‧一，無機鹽○‧五，水七八‧四。本品百外中含鈣○‧○二，燐○‧○三二○，鐵○‧○○○五。又本品每百公分，能生熱量八四卡。

【應用】李子成熟多汁，味甜微酸，可以生吃。李葉、李根、李仁、都可以作藥。

【禁忌】李子不能多吃；否則介人發虛熱痰疾。又不可和蜜肉同吃。

五、櫻桃

【品名】本品果實，形如璢珠，所以叫「櫻桃」。

【形性】櫻桃，屬薔薇科，是落葉喬木。初夏結小實如球，直徑長約一・五公分。熟時鮮紅。味甘。性熱而溫。功能調中益脾。

【成分】蛋白質一・○，脂肪○・八，醣一六・五，無機鹽○・六，粗纖維○・二，水八○・九。本品每百公分，能生熱卅七七卡。

【服用】櫻桃味甜而酸，可以生吃。櫻桃收貯破瓶封口，放在涼處，熟捆成水，溫渣穩用。味甘辛熱，能治凍瘡和疹發不出。

【禁忌】櫻桃多吃，傷筋骨，敗氣血。有寒熱病人，也不能吃。

六、楊梅

【品名】本品形似水楊子，味酸似梅，所以叫「楊梅」。我國暖地，都有出產。

【形性】楊梅，屬楊梅科。是常綠亞喬木。秋結核果，球圓形，直徑長約三公分。有紅紫白三色。外沒果皮，有無數乳頭突起的果肉，生在核上。味酸甘。性溫。功能去痰止嘔，消食下酒，滌腸胃，除惡氣。

【成分】蛋白質一・○，脂肪○・五，醣六・一，無機鹽○・五，粗纖維一・五，水九○・

四。本品每百公分，能生熱最三卡。

【應用】楊梅，紅的比白的好；酸的比紅的好。酒浸糖收，鹽豉蜜餞，作脯作乾，都可供食，味很甘美。楊梅釀酒，叫「梅香酒」，味美珍貴。

【禁忌】楊梅多吃發熱，損齒，傷筋。又本品忌和生葱同吃。

七、大棗

【品名】「大棗」，又叫「紅棗」。紅棗，山東武定利津一帶，出產頂多。南棗產安徽省。

【形性】大棗，屬鼠李科。是落葉喬木。夏結核果，橢圓形，赤褐色而有光澤。長約三公分至五公分。外皮厚，肉厚作髓狀，晶黃白色。中有褐色扁卵圓形的核。味甘。性平。功能補脾胃，治瀉痢，調營衛，療寒熱。

【成分】乾紅棗：蛋白質三‧八，脂肪〇‧五，醋六〇‧八，無機鹽一‧二，粗纖維三‧六，水三三‧三。本品百分中含鈣〇‧〇六一〇，磷〇‧〇五五〇，鐵〇‧〇〇一六。又本品每百分，能生熱甚三五七卡。鮮紅棗：蛋白質一‧二，脂肪〇‧二，醋二三‧八，無機鹽〇‧四，粗纖維一‧六，水七二‧八。本品每百公分，能生熱甚一〇二卡。南棗：蛋

99

蛋白七‧一，脂肪○‧九，醣六七‧五，無機鹽二‧九，粗纖維六‧六，水一五‧○。本品每百公分，能生熱量三○七卡。金絲蜜棗：蛋白質一‧三，脂肪○‧一，醣七七‧一，無機鹽○‧七，粗纖維三‧三，水一八‧六。本品每百公分，能生熱量三二五卡。

【應用】大棗味甜，可以生食。曬乾，蜜餞，味更甘美。棗入胃後，和胃酸起作用，變成有效的糖素。入腸吸收達血中，增加血的氧化力，又能促進細胞的繁殖力。常用作綏和強壯藥。可以安中益氣，養脾平胃，通利九竅，堅志強力，除煩去悶。

【禁忌】大棗和葱同食，令人五臟不和。與魚肉同吃，令人腰腹疼痛。

八、橄欖

【品名】橄欖色青，又叫「青果」。

【形性】橄欖，屬橄欖科。是落葉喬木。五六月結堅硬的肉果，紡錘形，長約三公分。綠色，中有六稜紡錘狀的核；核有三房，房各有細長的仁，叫「欖仁」。味酸甘。性溫。功能生津止渴，清咽解毒，化痰除煩，涼膈息驚。

【成分】鮮橄欖：蛋白質一‧○，脂肪○‧六，醣一一‧七，無機鹽一‧○，粗纖維三‧二

。水八二‧五。本品每百公分，能生熱量五六卡。鹽橄欖：蛋白質一‧九，脂肪三‧六，醣二二‧〇。無機鹽二〇‧五，粗纖維六‧五，水四六‧五。本品每百公分，能生熱量一二‧四卡。

【應用】橄欖，有「綠橄」，「白橄」，「青欖」，「烏欖」數種。橄欖生吃，先澀後甜，是清解食品。鹽醃蜜餞，可以久露不壞。"小而清香的好；大而酸苦的，不可食。橄欖兩頭的尖端，性熱‧吃的時候，應該切去。又市上發賣的。因為要保護牠的顏色，所以大都用礬水浸過。礬水性澀燥烈，不但沒有益處，並且大有害處。凡是色黃而有黑點的，且期已久，早經礬水浸過，不可以吃。就是青的，也應該用水洗淨，才免危險。橄欖除食用外，可作餿和滋養藥。又可以解酒毒、魚鼈毒。

第四節　乾果類

一、胡桃

【品名】本品出羌胡，漢時張騫攜回種植，果形如桃，所以叫「胡桃」。我國山東青州和關裏等處，都有出產。

【形性】胡桃，屬胡桃科。是落葉喬木。十月核果成熟，去綠色外皮，有淡褐色的核，期間形，厚而堅硬，核殼外面凹凸不平。直徑長約三四公分，就是胡桃。殼中有仁，色白。味甘。性平而溫。功能補肝腎，煖腰膝。

【成分】蛋白質一五・五，脂肪六三・二，醣一〇・四，無機鹽一・五，粗纖維五・九，水三・五。本品每百公分，能生熱量六七二卡。

【慮用】胡桃常吃，令人肥健，潤肌，黑鬚髮。多吃利漫去痔。又可作滋陰強壯藥，補氣養血，化痰定喘，溫肺潤腸，澀精固腎。

【禁忌】凡肺有痰熱，和陰虛吐衄等症的人，切勿進食。又不能和酒同吃，以免咯血。

二、銀杏

【品名】本品形狀像杏而核色白，所以叫「銀杏」；也叫「白果」。我國各地，都有出產。

【形性】銀杏，屬公孫樹科。是落葉喬木。秋季結實，核作二角或三角形，長約二三公分。中有仁，生時色綠，熟時色黃。味甘苦。性平澀。功能降痰解酒，歛肺定喘，澀帶止濁，消毒殺蟲。

【成分】蛋白質一三‧四，脂肪三‧○，醣七一‧二，無機鹽二‧八，粗纖維○‧五，水九‧一。本品每百公分，能生熱量三六五卡。

【應用】銀杏煑熟或炒熟，都可以吃。多食昏悶俺服。又生的可作祛痰藥，熟的可作滋養強壯藥。

三、栗子

【品名】栗子，各處都有。以兗州、宜州、良鄉出產的，味甜頂好。

【形性】栗，扇殼斗科。是落葉喬木。果質基堅果，外有囊狀的殼斗。栗的殼斗外邊有刺，熟時裂開，散出種子，就是栗子。味鹹。性溫。功能補腎氣，厚腸胃。

【成分】蛋白質五‧七，脂肪二‧○，醣六二‧○，無機鹽一‧三，粗纖維一‧六，水二七‧四。本品每百公分，能生熱量二八九卡。

【應用】風乾栗子：味兒很甜；可以生吃。煑熟或炒熟。都可供食，令人耐飢。又可作滋養藥。凡人胃氣虛損，膝脚軟弱，腸鳴泄瀉，吃風乾生栗，治無不效。

【禁忌】凡脾虛消化不良，溼熱困中的人，忌食栗子。

四、松子仁

【品名】海松子的仁，簡稱「松子仁」。又叫「海松實」。產關東及河北等處。

【形性】松，屬松杉科。是常綠喬木。果實球形，很大。各鱗片中有子兩個。長約一・五公分，有三稜、一頭圓、一頭略尖。殼裏有仁，色白。十分香美，就是「松子仁」。味甘。性小溫。功能潤肺補氣，溫胃通腸。

【成分】蛋白質一六・七，脂肪六三・五，醣九・八，無機鹽二・七，粗纖維四・六，水二・七。木品每百公分，能生熱量六七八卡。

【應用】松子仁，可以生吃，味甘香美。可以潤皮膚，肥五臟。也可作潤燥鎮咳藥；又可以做袪風頑痺藥。

五、榧子

【品名】榧樹的子實，簡稱「榧子」。各地山野，都有出產。

【形性】榧；屬松柏科。是常綠喬木。種子如核果，秋末成熟，作橢圓形，長約三四公分。核殼淡褐色，仁黃白色。味甘。性平而澀。功能清燥潤肺，止嗽助陽，殺蟲化積，療痔止

渴。

【成分】蛋白質一○・○，脂肪四七・八，醣二三・二，無機鹽三・六，粗纖維二一・四；水五・○。本品每百公分，能生熱量五六三卡。

【應用】榧子炒熟，香酥甘美，味很可口。常吃可以治五痔，殺三蟲。

六、榛子

【品名】本品產關中秦地，所以叫「榛子」。

【形性】榛，屬樺木科。是落葉灌木。秋季堅果成熟，長約二公分。外殼堅厚，形圓而尖，下有殼斗，包被果實，實中子仁，色白。味甘。性平。功能益氣力，實腸胃。

【成分】蛋白質一六・二，脂肪五○・六，醣一六・五，無機鹽三・五，粗纖維七・一，水六・一。本品每百公分，能生熱量五八六卡。

【應用】榛子，可以生食，也可以煮食。能調中開胃。

七、龍眼

【品名】果實精圓，好像龍的眼睛，所以叫「龍眼」。又叫「桂圓」。我國廣東、廣西、福

建等省，都有出產。大的叫「虎眼」；小的叫「人眼」；中的叫「龍眼」。去殼和核的，叫「桂圓肉」。

【形性】 龍眼，屬無患樹科。是熱帶的常綠喬木。果實球圓形，文作鱗甲，青黃色。直徑長約二三公分。殼內有白色的果肉，又有漿液。晒乾，果肉變黑褐色。味甘。性平。功能開胃益脾，保血療虛，養心長智。

【成分】 蛋白質五‧六，脂肪〇‧二，醣七三‧二，無機鹽三‧〇，粗纖維一‧八，水一六‧二。本品每百公分，能生熱甚三一七卡。

【應用】 鮮龍眼，肉白汁多，味甜如蜜。乾龍眼，肉色黑，味更甜。入胃和胃酸化合，變為消化蛋白和澱粉的酵素。入小腸，由腸壁吸收而達血中，能增加血液的熱甚。本品可作緩和滋養藥，專治神經衰弱和貧血症。

八、荔枝

【品名】 本品實結枝上，不易摘取，所以叫「離枝」。後世改作「荔枝」。廣東出產很多。

【形性】 荔枝，屬無患樹科。是常綠喬木。初夏結實，茶褐色，球圓形，直徑長約三公分。

外邊有鱗形皺襞的皮殼，裏頭有白色的果肉和紫褐色的核。味甘。性溫。功能養血，止煩渴，消腫，發痘瘡。

【成分】鮮荔枝：蛋白質〇・七，脂肪〇・六，醣一三・三，無機鹽〇・四，粗纖維〇・二，水八四・八。本品一百公分，能生熱量六一卡。乾荔枝：蛋白質四・五，脂肪〇・三，醣五六・四，無機鹽二・〇，粗纖維二・八，水三四・〇。本品每百公分，能生熱量二四六卡。

【應用】鮮荔枝，肉厚汁多。味甜如蜜。乾荔枝肉轉黃褐色、味甜微酸，都可供食。能通神益智，填精充液，是果中美品。多吃發熱，勧血損齒。凡陰虛火旺的人，不宜多吃。

九、杏仁

【品名】杏的核仁，簡稱「杏仁」。

【形性】杏仁，扁平而作心臟形，長約一・四公分，闊約一・二公分。仁皮分內外二層。外層紅褐色；有皺紋；內層白色。杏仁色白。味苦。性溫，冷利，有小毒。功能瀉肺解肌，下氣潤燥，消食散滯，除邪消熱。

107

【成分】蛋白質二四・九，脂肪四九・六，醇八・五，無機鹽二・四，粗纖維八・八，水五・八。本品每百公分，能生熱量五八〇卡。

【應用】杏仁味苦而有香氣，可以炒食。入胃和胃酸化合而成青酸。入腸吸入血中。能抑制組織中的氧化機能；同時剌戟大腦神經，麻醉全身。肺臟神經，也受麻醉，制止咳喘。常用作鎮咳止喘祛痰藥。治療細枝氣管炎，慢性氣枝管炎等症。又能作潤下劑。

【禁忌】虛而無感邪咳嗽的，禁用。惡黃芩、黃耆、葛根。

一〇、落花生

【品名】本品花落垂卜，入土結實，所以叫「落花生」。原產南美熱帶。現在我國各省都有出產。閩省與化出的叫「黃土」，味甘而粒滿，全國第一。江浙出的叫「白土」，味澀而粒細，比較次一點昃。

【形性】落花生，屬荳科。是一年生蔓草。夏秋開花，花受精後，花托伸長垂下，入土五六公分，子房成熟。結成繭狀莢果，就是落花生。莢長約三四公分。外有紋理，黃白色。中藏種子二顆至四顆。種子色白，有淡紅色的薄膜。味甘。性辛。功能悅脾利胃，潤肺化

心一堂　飲食文化經典文庫

痰。

【成分】落花生：蛋白質二五‧八，脂肪三八‧六，醣二一‧九，無機鹽二‧○，粗纖維二‧五，水九‧二。本品每百公分，能生熱量五三八卡。花生米：蛋白質二六‧七，脂肪四五‧二，醣二○‧○，無機鹽三‧一，粗纖維二‧八，水二‧二。本品百分中含鈣○‧○七‧一○，燐○‧三九九○，鐵○‧○○二○。本品每百公分，能生熱量五九四卡。

【應用】落花生‧肥白香甜的好。炒食甘溫養胃，調氣醒饞，滋養身體，是乾果中的佳品。又可榨油，叫「花生油」。

【禁忌】落花生，性能動火生痰。不宜多吃。又本品切勿和黃瓜同吃，吃了易病。

一一、蓮子

【品名】花和果實，相連生出，所以叫「蓮」。蓮的子，簡稱「蓮子」。福建產的，叫「建蓮」，頂有名。湖南湘潭出的，叫「湘蓮」，比較次一點兒。

【形性】蓮子。橢圓形，長約二公分，皮呈綠色。蓮肉嫩時白色，柔軟而味甜。老變淡黃色而堅硬。中有苦味的青芽。味甘。性平而濇。功能補心益脾，治泄固精。

【成分】鮮蓮子：蛋白質三・三，脂肪〇・四，醣六・二，無機鹽〇・八，粗纖維〇・七，水八八・六。本品每百公分，能生熱量四二卡。乾蓮子：蛋白質一五・九，脂肪二・八，醣七〇・三，無機鹽三・九，粗纖維二・六・水四・七。本品每百公分，能生熱量三六九卡。糖蓮子：蛋白質五・六，脂肪〇・八，醣六八・八，無機鹽〇・九，粗纖維〇・八，水二三・一。本品每百公分，能生熱量三〇五卡。

【應用】鮮蓮子生的或煮熟，都可以吃，清心養胃。乾蓮子可以煮爛作點，也可以磨粉作糕，健脾益腎，確有奇效。本品除食用外，兼作強壯滋養藥。

【禁忌】凡大便燥結的，忌食。

一二、芡實

【品名】芡實。又叫「雞頭」。各地池澤水中，都有出產。

【形性】芡實，屬睡蓮科。是多年生草本。秋結球果，果肉中包藏七八顆至二三十顆的圓形種子。種子外皮呈淡紅色或紅黑色，直徑長約一公分，中有白色的仁，就是「芡實」。味甘。性平而濇。功能補脾治帶濁、益腎療遺滑。

【成分】鮮炎實：蛋白質四‧六，脂肪〇‧二，醣三三‧二，無機鹽〇‧五，粗纖維〇‧四，水六一‧一〇。本品每百公分，能生熱量一五三卡。乾炎實：蛋白質一一‧八，脂肪〇‧二，醣七五‧四，無機鹽一‧二，粗纖維〇‧四，水一一‧〇。本品每百公分，能生熱量三五一卡。

【應用】鮮炎實去殼黃食，補氣益腎。乾炎實炎熱，或磨粉作糕，固精利溼。又可作強壯滋養藥。治二便不利，強腰膝，止崩淋帶濁。

【禁忌】本品多吃不易消化。大小便不利的禁用。

一三、西瓜子

【品名】西瓜的種子，簡稱「西瓜子」。

【形性】西瓜子或黑或白，或紅或黃，作扁平卵圓形，一頭較尖。長約一‧〇至一‧五公分。味甘。性寒。生用功能化痰滌垢，下氣潤營。

【成分】蛋白質三〇‧八，脂肪四四‧七，醣五‧七，無機鹽四‧七，粗纖維三‧八，水一〇‧三。本品每百公分，能生熱量五四八卡。

食用本草學

111

【應用】西瓜子，以殼薄肉厚的為佳。帶殼炒熟，肉脆味香，用以佐酒，是雅俗共賞的食品。也可以作藥，治腹內結漿，破潰腺血等症。

一四、南瓜子

【品名】南瓜的種子，簡稱「南瓜子」；也叫「白瓜子」。

【形性】南瓜子橙黃色，扁橢圓形。長約一‧五至二公分。殼薄仁厚。味甘。性平。功能補中健胃，潤肺益氣。

【成分】蛋白質三六‧〇，脂肪三二‧六，醣二四‧〇，無機鹽四‧五，粗纖維二‧四，水〇‧五。本品每百公分，能生熱量五三三卡。

【應用】南瓜子炒熟香脆，可以供食。

一五、葵瓜子

【品名】向日葵的種子，簡稱「葵瓜子」。我國各地，都有出產。

【形性】向日葵，屬菊科。一年生草本。秋季開頭狀花，花謝結實，就是「葵瓜子」。色白

心一堂　飲食文化經典文庫

第四章 藻菌類

第一節 海藻類

一、昆布

【品名】 本品形長，略似布疋，所以叫「昆布」。我國閩廣海中，出產很多。

【形性】 昆布，屬昆布科。全體柔韌，下有葉柄和假根。葉體的形狀不一，隨種類不同。長

而有黑色縱紋。長約一・五公分。一端圓形，一端稍尖。味甘。性溫。功能潤燥開鬱，通營活衛，疎腸利便，去濕消腫。

【成分】 蛋白質二三・一，脂肪五一・一，醣九・六，無機鹽三・八，粗纖維四・六，水七・八。本品每百公分，能生熱量五九一卡。

【應用】 葵瓜子炒熟，殼薄肉厚，香脆可口。我們向來不知他的性質，大都鄙視不食。民國二十二年七月，我在上海，著文介紹，引起社會人士的注意和同情，才得登大雅之堂，雅俗共賞！

113

約一二公尺至數十公尺；關約一公寸至五六公寸。質韌而黏滑，中含葉綠素，外含褐色素。褐色素容易溶解，所以菱熟的昆布，常呈綠色。味鹹。性寒微滑。功能消瘦瘤水腫，破消聚痰結。

【成分】蛋白質九・〇，脂肪〇・二，醣五七・五，無機鹽一四・〇，粗纖維六・七，水一二・六。又本品百分中含鈣三・三〇〇，鐵〇・〇八六〇，碘二・二三〇〇。又本品每百公分，能生熱量二六八卡。

【應用】昆布菱熟，可以作菜。本品入胃，析出碘質的一部分，凝成碘化物；入腸吸入血中，能撲滅血中的病原菌，和廓敗質。又能促進細胞的新陳代謝；並且可以便黏膜的滲透液重行吸收，所以有退炎的功效。常用作頓墜藥。又治淋巴腺炎、肋膜炎、初期徵毒等症。

【禁忌】凡脾胃虛寒的人，不可多吃。

二、海藻

【品名】海藻，是藻類的總稱，普通以「馬尾藻」，作為「海藻」的總代表。馬尾藻產於我因廣東新安、汕尾一帶的海中。

【形性】馬尾藻，屬馬尾藻科。長約一公尺至二公尺。莖細而分歧，互生狹長葉，邊緣有淺缺刻。葉腋有黑色的球形氣泡，�破有聲。莖葉鮮時，呈黑色，溫水一泡，立刻變綠。味苦而鹹。性寒。功能瀉熱，散結，化痰涎，消癭瘤。

【成分】蛋白質四·二，脂肪〇·八，醣五六·九，無機鹽一六·七，粗纖維一〇·一，水一一·三。本品百分中含鈣七·二七〇〇，鐵〇·〇九二〇。又本品每百公分，能生熱量二五二卡。

【應用】海藻裝熱，可以作菜；並且可以作軟堅藥，治一切擦瘰、癥瘕、疝氣、痰飲等症。又可作利尿藥，通利小便，消水腫。

【禁忌】凡脾胃虛寒而有溼滯的，禁用。又本品反甘草。

三、海帶

【品名】本品生在海中，柔靭如帶，所以叫「海帶」。

【形性】海帶，赭褐色藻類昆布屬。葉體短小而扁平，形長如帶。長約一公尺，闊約三公寸。味鹹。性寒。功能催生，治水病，瘰癧等症。

【成分】蛋白質八·〇，脂肪〇·一，醣五五·四，無機鹽一二·五，粗纖維九·五，水一

四·五。本品百分中含鈣二·二五〇〇，鐵〇·一五〇〇。又本品每百公分，能生熱量二

五五卡。

【應用】海帶煮熟切絲，叫「海帶絲」，用糖醋醬油拌食，別有風味。

四、紫菜

【品名】本品色紫，可以作菜，所以叫「紫菜」。我國閩浙海中，出產很多。

【形性】紫菜，是紅藻類的一種。全體扁平，呈廣披針形，或長橢圓形。藥絲稍有分歧。有

紅紫、綠紫、黑紫等色。長約五六公分，闊約二三公分。味甘。性寒。功能消積聚，癒癭

瘤等症。

【成分】蛋白質二七·二，脂肪〇·二，醣四五·九，無機鹽七·六，粗纖維四·七，水一

四·四。本品百分中含鈣〇·三三〇〇，燐〇·四四〇〇，鐵〇·〇三二〇。又本品每百

公分，能生熱量二九四卡。

【應用】紫菜加醬油等和味料，用開水一沖，可以作湯菜。又可作賴堅藥。

五、髮菜

【品名】本品細長像髮，所以叫「髮菜」。閩廣一帶海中，出產很多。

【形性】髮菜，屬紅色藻類江離科。細圓柱形，有枝很多；暗紅色。長約一公尺餘。味甘。性寒。

【成分】蛋白質二〇‧三，醣五六‧四，無機鹽五‧六，粗纖維三‧九，水一三‧八。本品百分中含鈣二‧五六〇〇，鐵〇‧二〇〇〇。又本品每百公分，能生熱甘三〇七卡。

【應用】髮菜可以作菜，又可以做糊料。

六、石花菜

【品名】石花菜，生海中砂石上。閩浙一帶海中，都有出產。

【形性】石花菜，是紅色藻類。紫紅色，纖細分歧，好像珊瑚。高約一二公寸。味甘鹹。性大寒而滑。功能去上焦浮熱，發下部虛寒。

【成分】蛋白質一‧〇，醣七‧三，無機鹽三‧二，水二二‧四。本品每百公分，能生熱

117

量二九八卡。

【應用】石花菜，可作醬菜供食，味很甘美。冬令液化，凝結成膠，叫做「凍瓊脂」，切成細條，就是「洋菜」。可以加和味料拌和作菜。又可以做「洋粉」，消暑清熱，是夏季的清涼食品。

第二節　菌蕈類

一、白木耳

【品名】本品寄生木上，色白，形似人耳，所以叫「白木耳」。又叫「銀耳」。產於四川、貴州一帶，以四川重慶、太平等處所產的為佳。

【形性】白木耳，屬擔子胞菌類膠菌科。形似雞冠，大約二三公分至一公寸。鮮時每手有白色膠質；乾了，變成淡黃色的角質。他的漲縮力很大，用水發開，能夠放大二十五倍。味甘。性平。功能潤肺止津，滋陰養胃，益氣和血，補腦強心。

【成分】蛋白質六‧八，脂肪〇‧五，醣七二‧五，無機鹽四‧八，粗纖維二‧六，水二二

‧八。本品每百公分，能生熱量三二二卡。

【應用】白木耳用水發開，挑去砂粒根脚，文火燉煮兩小時左右可食，或鹹或甜，味很可口，甚滋養滑補的妙品。能清肺熱，養胃陰，濟腎燥。凡肺癆咳嗽，和月經不調，大便泌結的人，都可以常吃。但是風寒犯肺，澤熱釀痰咳嗽，都不能吃白木耳。

二、黑木耳

【品名】本品色黑，寄生木上。形像人耳，所以叫「黑木耳」，簡稱「木耳」。

【形性】黑木耳，屬擔子菌類。寄生桑、柳、槐等樹上，大約三四公分至一公方寸。形似人耳。外面淡褐色，裏面暗褐色而平滑。味甘。性平，有小毒。功能益氣不飢，輕身強志，活血滑痔。

【成分】蛋白質一〇‧四，脂肪〇‧二，醣六四‧五，無機鹽五‧七，粗纖維六‧九，水一二‧三。本品每百公分，能生熱量三〇一卡。

【應用】木耳可以作菜，葷素皆宜。木耳又可作藥，治痔瘡，痔漏，崩淋，血痢等症。

三、香蕈

119

【品名】本品味香，所以叫「香蕈」。香蕈有自寄生於枯樹上的，也有人工栽培的。我國各省，都有出產。

【形性】香蕈，屬擔子菌類柑蕈族。香蕈有褐色的笠，笠的下面有變摺；下連靈柄，肌理柔潔，芳香鴛永。種類很多，品質不一。味甘。性平。功能益氣不飢、治風破血。

【成分】蛋白質二四・四，脂肪二・〇，醣五九・二，無機鹽五・四，粗纖維八・六，水一〇・四。本品每百公分，能生熱量三二二卡。

【應用】香蕈是素菜中的佳品，以肉厚氣香的為良。清燉、油炒、味很鮮美。又可作藥，治小便不禁。性能勷風、產後病後，都要忌食。

四、冬菇

【品名】本品冬初出新，所以叫「冬菇」。

【形性】冬菇、形似香蕈，是擔子菌類柑蕈族。冬菇笠四邊包而韌，肉厚而香。味甘。性平。功能益氣開胃。

【成分】蛋白質一六・二，醣六二・〇，無機鹽三・六，粗纖維七・四，水一〇・八。

本品百公分中含鈣〇・〇七六〇，磷〇・一八〇〇，鐵〇・〇〇八九。又本品每百公分，能生熱量三一三卡。

【應用】冬菇，肉厚味鮮，是素食中的佳品。

五、蘑菇

【品名】蘑菇，又叫「蘭蕈蕈一」。山東、淮北、口外，都有出產。以口外出的最佳，又叫「口蕈」。

【形性】蘑菇是擔子菌類帽菌族的一種。笠小，柄大，色白，柔軟中空，好像沒開的小玉簪花。味甘。性寒。功能益腸開胃，化痰理氣。

【成分】鮮蘑菇：蛋白質三・二，脂肪〇・二，醣二・九，無機鹽〇・六，粗纖維〇・七，水九二・四。本品百分中含鈣〇・〇〇八四，磷〇・〇六六〇，鐵〇・〇〇一三。又本品每百公分，能生熱量二六卡。乾蘑菇：蛋白質三八・〇，脂肪一・五，醣二四・五，無機鹽一七・三，粗纖維七・四，水一一・三。本品百分中含鈣〇・一〇〇〇，磷一・六二〇〇，鐵〇・〇三二〇。又本品每百公分，能生熱量二六四卡。

121

【應用】鮮蘑菇，肉嫩味鮮；乾蘑菇，氣香味美，都可作菜，葷素咸宜。鮮美如雞，所以又叫「雞腿菰」。多吃發風動氣，病人忌食。

六、葛仙米

【品名】本品從前葛洪隱居的時候，以本品充糧作米，所以叫「葛仙米」。

【形性】葛仙米，是石耳廚的一種。形似木耳，紫綠色。曬乾，粒圓如黍。味甘。性寒。功能利胃開膈，解熱清神，去痰降火。

【成分】蛋白質一八‧五，脂肪〇‧一，醣五八‧三，無機鹽一三‧七，粗纖維一‧〇，水八‧四。本品每百公分，能生熱拮三〇八卡。

【應用】葛仙米煮熟作羹，氣香味美。揉麪釀酒，氣很芳香。

第五章　五味類

第一章　興奮類

一、茶葉

【品名】茶葉，原名「茗」。種類很多，以產地、栽培、探取、製法的不同，有各種名稱。普通分「綠茶」、「紅茶」兩種。

【形性】茶，屬山茶科。是常綠小灌木。茶樹高約二公尺，葉作長橢圓形，呈深綠色，有光澤，邊緣有細鋸齒。初春生新葉，探取焙乾，就成綠茶。茶葉醱酵，再行焙乾，就成紅茶。味苦而甘。性微寒。功能清熱降火，消食醒睡。

【成分】綠茶：蛋白質三七‧四，脂肪五‧五，醣八‧三，無機鹽五‧一，粗纖維二七‧七，水一六‧〇。本品每百公分，能生熱量二二三卡。紅茶：蛋白質三八‧九，脂肪五‧八，醣八‧七，無機鹽五‧五，粗纖維二五‧三，水一五‧八。本品每百公分，能生熱量二四三卡。

【應用】茶葉，是咱們日常重要的飲料。茶入胃中，能夠剌戟胃液的分泌，幫助消化；入腸吸入血中，能夠促進血液的循環，與奮腦神經；所以又可作與奮神經藥、利尿藥。又治疲勞性的精神衰弱症。綠茶含有多量的「單寧酸」；紅茶的含量，比綠茶多兩倍。細菌碰着了單寧酸，立刻吸收結合，停止生活，自成一種新奇的化學殺菌法。霍亂菌和赤痢菌，在綠茶汁中，不到七分鐘，完全死亡；在紅茶汁中，不到五分鐘，完全死亡。所以咱們在夏

秋雨季，喝茶防疫，似乎也是一種輕而易舉的辦法—

【禁忌】茶要喝熱的，喝冷的容易聚痰；多喝茶水，容易失眠；也容易瘦人。又脾胃虛寒的人，以及患水腫痿痹的病人，都不能喝茶。

二、酒

【品名】酒的種類很多。用米釀成的，叫「米酒」，就是方書中所稱的「無灰酒」。用高梁釀成的，叫「高梁酒」。用葡萄釀成的，叫「葡萄酒」。…………。

【形性】酒，是一種黃色澄清的液體。比重〇·九八至〇·九九。加水色淡，比重也高。色澤隨着種類不同。味甘而辛。性大熱，有毒。功能調氣和血，通經活絡。

【成分】福建米酒：酒精三九·五〇，固體物〇·三一，總酸量〇·六六，灰〇·〇一。本品每百公分，能生熱量二七七卡。紹興酒：酒精一一·七〇，總酸量〇·六六，固體物三·六，灰〇·四。本品每百公分，能生熱量九五卡。陳釀老酒：酒精一七·二一，固體物三八·一五，總酸其〇·八九，灰〇·三四。本品每百公分，能生熱量二七二卡。高梁酒：酒精三一·五〇，固體物一九·二四，總酸量〇·〇五，灰〇·〇二。本品每百公分，能生熱量二九七卡

○山西燒酒：酒精八一‧七○，固體物○‧一三，總酸量○‧○五，糖○‧五○。本品每百公分，能生熱量五七二卡。

【應用】酒，是一種嗜好品。少喝，能和血行氣，壯神禦寒，消愁解悶，辟邪逐穢。多喝，要傷神耗血，損胃生痰，勤火發怒，助慾爍精。酒供藥用，能夠實行藥勢，幫助藥力。酒製藥品，經著者臨床實驗，大約三五分鐘，就可以發生效力；所以我國先醫，和東西各國的醫師，樂用藥酊、藥露、藥酒治病。

【禁忌】凡是陰虛火旺，及不是寒滯氣鬱的，禁用。畏葛花、赤豆花、綠豆粉、鹽滷，以反各種甜味品。

三、酒糟

【品名】酒的糟粕，簡稱「酒糟」；也叫「香糟」。

【形性】本品是糯、秫、黍、麥等品，釀酒以後剩餘的糟粕。黃褐色，有香氣。味甘。性辛○功能溫中消食，殺腥和臟，潤皮膚，除冷氣。

【成分】蛋白質一六‧二，脂肪二‧四，醣二四‧○，無機鹽一‧七，粗纖維二‧七，水五

一二二

三‧〇。本品每百公分，能生熱量一八二卡。

【應用】酒精，可以精肉精魚，增加菜味。

四、酒釀

【品名】醞釀的糯米，就叫「酒釀」。

【形性】糯米蒸熟，加酒母拌勻，放在暖處二三天醱酵，就成酒釀。色白，味甘而辛。性溫。功能行血氣，益腦脈，生津液，發豆漿。

【成分】蛋白質九‧五，脂肪〇‧二，醣一〇‧三，無機鹽一‧一，粗纖維〇‧四，水七八‧五。本品每百公分，能生熱量八一卡。

【應用】酒釀味甜，可以供食。也可用以浸漬鹽魚，久藏不壞。

五、菸草

【品名】煙草，又名「菸草」。原產南美及西印度諸島。現在我國福建等處，也有出產。

【形性】菸草，屬茄科。是一年生草本。莖圓，高約一二公尺。葉互生，大橢圓形。葉柄很短，包生莖上。葉面黃綠，葉背稍淡，乾變褐色。味辛。性溫，有毒。功能排膿止血，鎮

痛殺蟲，透筋利絡，開胃和中。

【成分】菸草約含尼古丁「Nicotine」百分之二至百分之七。尼古丁，是一種無色有毒的揮發物，有劇毒，能麻痺神經中樞，發生中毒症狀。

【應用】菸草可以作「香煙」，「雪茄煙」，「水煙」，「旱煙」等，燃點抽吸。煙入肺部，吸入血中，令人興奮，通體爽快；醒能使醉；醉能使醒，飢能使飽，飽能使飢；用以代酒代茶，終身不厭。但是火氣熏灼，耗血損年，發生消化不良，心臟衰弱，以致引起各種嚴重的疾病；甚或遺傳子孫，危害很大！

六、咖啡

【品名】咖啡　是「Coffee」的譯音。原產阿非利加洲；現在熱帶各地，都有種植，大量生產。

【形性】咖啡，屬蔽草科。是常綠灌木。結肉質漿果，紅色，大如胡椒。中有種子兩顆，磨成粉末　就是咖啡。味苦微甘。性溫。功能提神醒腦。

【成分】蛋白質一二‧六，脂肪一五‧六，醣三七‧三，無機鹽三‧八．粗織維二〇‧〇，

水一〇・七。本品每百公分，能生熱量二四〇卡。

【應用】咖啡，有特異的芳香氣，和水煮開，可作飲料。又可以做「咖啡糖」。

七、可可

【品名】可可，是「Cacao」的譯音。原產阿美利加洲；現在熱帶各地，都有栽培，行銷各地。

【形性】可可，屬梧桐科。是常綠喬木。果實長橢圓形，長約一公寸左右。外有肉質的果皮；內含多數的種子，就是可可。味苦微甘。性溫。功能解渴開胃，興奮神經。

【成分】蛋白質二一・六，脂肪二八・九，醣三七・七，無機鹽七・二，水四・六。本品每百公分，能生熱量四九七卡。

【應用】可可磨粉，可做飲料。又可做「諸果力」、「可可糖」等食品。

八、諸果力

【品名】諸果力，是「chocolate」的譯音。

【形性】可可粉加糖和香漿、黃色素，製成諸果力。黃褐色。味甘微苦，性溫。

【成分】蛋白質一三‧九，脂肪四八‧七，醣三〇‧三，無機鹽二‧二，水五‧九。本品每百公分，能生熱量六二一卡。

【應用】諸果力，可以作各種食品；或溶於開水中，充作飲料。

第二節　辛　辣　類

一、葱

【品名】本品藥名，有忽通的意思，所以叫「葱」。葱各處都有。根葉粗小的，叫「小葱」；根葉粗大的，叫「大葱」。

【形性】葱，扇百合科。是多年生草本。藥中空成管，末端尖而直立，色綠可愛。高約四五公寸。葉沒葉柄，莖短縮，沒入土中，色白，叫「葱白」。味辛。性平。功能發表和裏，通陽活血。

【成分】大葱：蛋白質二‧四，脂肪〇‧一，醣一〇‧四，無機鹽〇‧五，粗纖維〇‧六，水八六‧〇。本品百分中含鈣〇‧〇一二，燐〇‧〇四六，鐵〇‧〇〇六。又本品每百公分，能生熱量五二卡。小葱：蛋白質一‧四，脂肪〇‧三，醣四‧六，無機鹽〇‧

129

八，粗纖維〇・九，水九二・〇。本品百分中含鈣〇・〇六三〇，磷〇・〇二八〇，鐵〇・〇〇二〇。又本品每百公分，能生熱增二七卡。

【應用】大葱的根莖，色白長大，味佳美，是葱中佳品。小葱莖葉細小。葱入胃後，能刺戟胃黏膜，增加胃液的分泌。入腸能刺激腸黏膜，增進吸收作用。同時減少腸外泌，使大便燥結；並可殺滅赤痢菌。入血促進血行，血壓加高。腎臟的血管充血，增進利尿作用。同時促進氣枝管黏膜的分泌、助痰咯出。所以能作發汗、利尿藥，與瘧、袪痰藥，殺蟲藥。

【禁忌】吃煮過多，令人神昏、發人虛氣。燒葱和蜜同吃，壅氣殺人。生葱和棗同吃，令人發病。服地黃、常山的人，不能吃葱。生葱不可和鯉魚同食，否則生病。

二、大蒜

【品名】大蒜原出胡地，所以又叫「葫」。現在我國各地，都有出產。

【形性】大蒜，屬百合科。是多年生草本。地下有大鱗莖，就是「大蒜」。色白，六七辮。有強烈臭氣。藥細長扁平。味辛。性溫。有毒。功能辟穢通竅，消癰腫，治關格及肺結核症。

【成分】蒜頭：蛋白質一·三，脂肪〇·二，醣九·四，無機鹽〇·七，粗纖維一·〇；水八七·四。本品百分中含鈣〇·〇〇四五，燐〇·〇四四〇，鐵〇·〇〇〇四。又本品每百公分，能生熱量四五卡。蒜苗：蛋白質一·二，脂肪〇·三，醣九·七，無機鹽〇·六，粗纖維一·八，水八六·四。本品百分中含鈣〇·〇二二〇，燐〇·〇五三〇，鐵〇·〇〇一二〇。又本品每百公分，能生熱量四六卡。

【應用】大蒜含有一種揮發性的大蒜油，臭氣很烈。蒜頭蒜苗，都可作菜，也可作調味料。入胃和胃酸化合，剌戟胃黏膜，增加胃液的分泌，幫助消化。入腸促進腸黏膜的吸收作用，所以本品能治一切消化不良性的瀉痢。入血促進血行；同時使氣管枝神經，分氣管枝黏膜增加分泌，助痰咯出。所以本品又可以作鎮咳、祛痰、利尿藥。

【禁忌】大蒜不能多吃，多吃容易生痰動火，散氣耗血，損目昏神。又不可和蜂蜜同吃。

三、芥末

【品名】芥菜子的粉末，簡稱「芥末」。

【形性】芥子，作球圓形，直徑長約〇·一五公分，帶黃褐色或暗褐色。磨成粉末，就是芥

末。味辛。性熱。功能治肺寒咳嗽，消癰腫瘀血。

【成分】蛋白質二五・九，脂肪三五・七，醣二三・六，無機鹽四・〇，粗纖維五・一，水六・七。本品每百公分，能生熱量五一五卡。

【應用】芥末含有芥子油，淡黃色，氣味辛辣。芥末可以作調味料；又可以作引赤發泡藥；或作催進消化藥。

四、辣椒

【品名】本品辛辣，所以叫「辣椒」。又叫「蕃椒」、「辣茄」。

【形性】辣椒，屬茄科。是一年生草本。秋初結實，細長形，也有圓形的。長約六七公分。嫩時綠色，熟呈紅色，有光澤。質中大牢是空洞，中有無數黃色心臟形的種子。味辛而苦性大熱。功能溫中散寒，開鬱消食，下氣去痰，除濕殺蟲。

【成分】長辣椒：蛋白質一・八，脂肪〇・二，醣四・三，無機鹽〇・七，粗纖維一・二，水九一・八。本品每百公分，能生熱量二六卡。圓辣椒：蛋白質一・七，脂肪〇・五，醣七・二，無機鹽〇・九，粗纖維二・六，水八七・一。本品每百公分，能生熱量四〇卡。

一二八

【應用】嫩辣椒，味辛辣，可以作菜。熬油叫「辣油」，可作調味料。又可供藥用、作引亦藥、行氣藥、漱喉藥、塗擦劑。

五、薑

【品名】薑，又叫「生薑」。嫩薑色紫，又叫「紫薑」，也叫「子薑」、「薑芽」。老薑，又叫「母薑」。

【形性】薑，廚曩荷科。多年生草本。味辛。性微溫。功能散寒發表，止嘔消痰。溼沙地方，都有出產。初秋根長新芽，形如手指，就是「子薑」。霜降以後，薑漸粗老。就是「母薑」。

【成分】子薑：蛋白質〇‧九，脂肪〇‧六，醣三‧一，無機鹽一‧四，粗纖維一‧二，水九二‧八。本品每百公分，能生熱量二一卡。母薑：蛋白質一‧三，脂肪〇‧六，醣六‧九，無機鹽一‧三，粗纖維〇‧九，水八九‧〇。本品每百公分，能生熱量三八卡。

【應用】薑能法腥解毒，可作和味料。薑芽，可以鹽醬作菜。薑能刺戟胃神經，增進胃的分泌和蠕動。又能刺戟小腸，使腸增強吸收力。常用作止吐健胃藥。吃薑過多，容易生眼病，減少筋的力氣。

133

【禁忌】孕婦和陰虛有熱的人，不能吃薑。本品惡黃芩、黃連、夜明砂；殺半夏、南星、菌蕈、野禽毒。

六、胡椒

【品名】本品辛辣像椒，所以叫「胡椒」。本品原產印度。現在我國熱地，都有出產。

【形性】胡椒，屬胡椒科。是蔓生灌木。果實是肉果，形圓似球。直徑長約〇・五公分。果皮生綠熟紅，老變黃褐色。採未熟的果實曬乾，皮皺色黑，叫「黑胡椒」；採成熟的果實，除去果皮，叫「白胡椒」。味辛。性大溫。功能溫中援胃，下氣消痰。

【成分】蛋白質二四・五，脂肪八・三，醋三四・一，無機鹽一三・六，粗纖維九・〇，水一〇・五。本品每百公分，能生熱量三〇九卡。

【應用】胡椒，含有多量的胡椒素。功能刺戟胃腸，促進蠕動，增加分泌。吸入血中，能增大血壓，制止白血球的數量，既可與奮精神，又能退除瘧熱，和「金雞納霜」相似。普通作為香辛料，以供食用。藥用可作健胃、膈風藥；兼作治瘧藥。

【禁忌】胡椒性溫，熱病人吃了胡椒，動火傷氣；咽喉口齒有病的人，不能吃胡椒。

七、花椒

【品名】　本品產於秦地，所以原名「秦椒」；俗稱「花椒」。現在各處都有。

【形性】　花椒，屬芸香科。落葉喬木。夏季結實，生靑熟紅，球形，直徑長約〇‧三公分。味辛。性溫，有毒。功能散寒燥濕，下氣溫中。

【成分】　蛋白質二五‧七，脂肪七‧一，醣三五‧一，無機鹽一一‧六，粗纖維八‧〇，水一二‧五。本品每百公分，能生熱共三〇七卡。

【應用】　花椒有香氣，可以作和味料。花椒素，有促進食慾的功效，用於慢性胃炎，功效尤著。又可作牙痛、霍亂藥。

八、茴香

【品名】　本品有香氣，所以叫「茴香」。茴香原產廣東，現在各地都有種植。

【形性】　茴香，屬繖形科。多年生草本。高約二公尺餘。葉大，作絲狀細裂，有香氣。果質爲乾果，有五個銳形肋狀的突起，香氣很烈。味辛。性平。功能祛寒濕，治疝痛。

【成分】　蛋白質二‧三，脂肪〇‧三，醣二‧二，無機鹽一‧五，粗纖維〇‧八，水九二‧

九。本品每百公分，能生熱量二一卡。

【應用】尚香的蒸養，可以益菜佐饍；果實可作和味料。尚香素、能刺載胃腸的血管，幫助消化吸收作用。入血，可以增加血行，與奮精神。常用作健胃及驅蟲藥。

第三節　香甜類

一、桂花

【品名】木犀花，又叫「桂花」。我國各地都有。

【形性】桂，屬木犀科。常綠喬木。初秋開花葉腋，合冠花瓣，有四裂，形小，大約〇‧四公分。金黃色的，叫「金桂」；淡黃色的，叫「銀桂」。有特殊的芳香。味辛。性溫。功能生津化痰，潤髮辟臭。又治風蟲蚜牙痛。

【成分】蛋白質〇‧六，脂肪〇‧一，醋三六‧六，無機鹽二‧五，粗纖維七‧二，水六三‧〇。本品每百公分，能生熱量一一〇卡。

【應用】桂花用鹽醃或糖漬，可以久藏不壞。用作和味料，氣香甘美。能明目疎肝，又治口臭。

二、甘蔗

【品名】　本品側種庶出，從「庶」而味甘，所以叫「甘蔗」。我國閩廣江浙各省暖地，都有出產。

【形性】　甘蔗，屬禾本科。是多年生草本。甘蔗直立，高約三四公尺，直徑約三公分。莖色有青紫兩種，有節。味甘。性平而濇。功能潤燥止渴，下氣和中，助脾氣，利大腸。

【成分】　蛋白質〇‧二，脂肪〇‧二，醣一六‧四，無機鹽〇‧三，水八二‧九。本品每百公分，能生熱量六八卡。

【應用】　甘蔗可以製糖。蔗汁甘甜，可以生吃。本品又可作滋養藥及解熱藥。

三、糖

【品名】　糖的品種很多，精製潔白的，叫「白沙糖」；粗製褐色的，叫「赤沙糖」；堅白如冰的，叫「冰糖」。又叫「水晶冰」。我國閩廣各地，都有出產。

【形性】　白沙糖，是潔白結晶性的粉末，質緻密。赤沙糖，是赤褐色的小粒，質粗。冰糖，是斜系柱狀的結晶，質堅。色白半透明。味甘，性寒而冷利。白糖補肺益脾；赤糖調營和

胃。

【成分】白沙糖：醣九八・○，水二・○。本品每百公分，能生熱量三九二卡。赤沙糖；醣九三・一，水六・九。本品每百公分，能生熱量三七二卡。冰糖：醣九八・一，水一・九。本品每百公分，能生熱量三九六卡。

【應用】糖是和味料的一種。又可製成各種糖果供食。更可做殺和袪痰藥、多吃久食，容易傷齒；痞滿嘔吐；濕熱不清的人，不要吃糖。

四、飴餹

【品名】清餹叫「飴」，稠餹叫「鐋」。我國各地，都有出產。

【形性】飴餹，有硬輭兩種：輭的，淡黃色，是質黏而稠的半流動體。硬的，是黃褐色的固體。味甘。性大溫。功能和中潤腸，補虛定痛，潤肺止嗽，消痰止血。

【成分】蛋白質○・五，脂肪○・四，麥芽糖五五・○，糊精二六・○無機鹽○・八，水一七・三。本品每百公分，能生熱量三二九卡。

【應用】飴餹，容易消化。用作小孩兒、產婦的滋養品，十分相宜。又可以用作配合劑。

【品名】蜜蜂吸取花蜜，釀貯蜂巢，所以叫「蜂蜜」。又叫「蜜糖」、「煉蜜」、「白蜜」。本品種類很多，以廣東增城出的為第一；瓊州出的為第二。廣西南寧、桂林等處出的為第三。

【形性】純良的蜂蜜，是淡黃色的半流動體，有清香。比重一・四二五至一・四三四。味甘。性平。功能補中益氣，潤燥利腸。

【成分】蛋白質〇・五，醣七七・八，水二一・七。本品百分中含鈣〇・〇〇四〇，燐〇・〇一九〇，鐵〇・〇〇〇七。又本品每百公分，能生熱量三一三卡。

【應用】蜜味香甜而美，可以製各種果餔蜜餞，供食。本品用作鎮咳、通便、泌尿系病藥；又用作丸劑佐藥及調味藥。

【禁忌】凡脾寒便稀和有溼邪中滿的，禁用。又本品不能和生葱、萵苣同吃；否則，下痢。

第四節 鹽醬類

一、食鹽

【品名】　本品味鹹可食，所以叫「食鹽」；又叫「大鹽」。又海水曬成的，叫「海鹽」；非水煎成的，叫「非鹽」；池水曬成的，叫「池鹽」；天然生成的，叫「石鹽」，又叫「巖鹽」。我國沿海各省，出「海鹽」。內地各省，出「非鹽」、「池鹽」、「石鹽」。

【形性】　鹽是立方形的結晶體，白色，或灰白色。味鹹。性寒。功能瀉火潤燥，清心滋腎。

【成分】　綠化鈉八三‧六，硫酸鹽類四‧八，鈣〇‧四，水一一‧二。

【應用】　食鹽，可做和味料。功能促進胃腸的分泌，幫助消化通便。可以做健胃鎮痛藥及慢性便秘的緩下藥。又能刺戟腎臟的黏膜，有利尿作用。又有凝固血液之功，所以可作咯血、吐血時的止血收歛藥。

【禁忌】　凡血虛瘀滯，及水腫溼滯的，禁用。

二、醬

【品名】　醬的名稱很多：小麥做成的醬，叫「甜麵醬」；黃大豆做成的醬，叫「豆醬」；豆和麥麩做成的醬，叫「黃醬」。……各地都有製造。

【形性】　醬，黃褐色。味鹹。性冷而利。功能除熱，止煩滿，法熱殺毒。

【成分】甜麵醬：蛋白質七・八，脂肪〇・四，醋三五・〇，無機鹽一一・三，粗纖維一・九，水四三・六。本品每百公分，能生熱量二七五卡。乾黃醬：蛋白質二四・二，脂肪五・二，醋二一・二，無機鹽一九・五，粗纖維三・二，水四六・七。本品每百公分，能生熱量一四八卡。豆醬：蛋白質一八・九，脂肪一〇・一，醋一・五，無機鹽二二・五，粗纖維二・〇，水五四・〇。本品每百公分，能生熱量一七三卡。

【應用】醬可以做作菜，或醬漬瓜類，供食。小兒多吃，生痰動風。麥醬和鯽魚同吃，易生口瘡。

三、醬油

【品名】醬中提煉出的液體，叫做「醬油」。

【形性】純粹的母油，質醇，色淡，叫「白醬油」；加炒色的醬油，質淡色褐，叫「黑醬油」。味鹹。性冷。功能除熱，解火熱毒。

【成分】白醬油：蛋白質五・八，醋七・八，無機鹽二二・七，水六四・七。本品每百公分，能生熱量五四卡。黑醬油：蛋白質三・八，醋二〇・四，無機鹽二五・三，粗纖維一・

141

，水五九・四。本品每百公分，能生熱量九七卡。

【應用】醬油，是重要的和味料。味很鮮美，調和食味，電泰皆宜。

一三八

第五節　油醋類

一、香油

【品名】本品氣香，所以叫「香油」。又叫「芝麻油」、「胡麻油」。

【形性】香油，是淡黃色或金黃的油狀液體。此重約〇・九二。味甘。性微寒。功能利大腸，止疼痛，補皮裂，消癃腫。

【成分】香油的成分，脂肪約佔百分之九十九。本品每百公分，能生熱量八九二卡。

【應用】香油，是和味料的一種；又可供藥用。

二、花生油

【品名】榨出落花生的脂肪油，叫「花生油」。又叫「果油」。

【形性】花生油，是白色或淡黃色的油狀液體。此重〇・九一二。氣味都不很烈。味甘。性

平，氣腥。功能滑腸下積。

【成分】花生油的成分，除微有蛋白質、醋、無機鹽、粗纖維等外，百分之九十七，都是脂肪油。本品每百公分，能生熱量八七三卡。

【應用】花生油，可以作和味料。

三、豆油

【品名】榨出黃大豆的脂肪油，叫做「豆油」。

【形性】豆油，是黃色的油狀液體。比重約〇·九二。味亨甘。性熱，微毒。功能塗指疥。

【成分】豆油的成分，以脂肪油為主，約佔百分之九十八。本品每百公分，能生熱量八八二卡。

【應用】豆油，可以作和味料。

四、菜油

【品名】蕓薹菜子榨出的油，叫「菜油」。

【形性】菜油，是橙黃色澄清的油狀液體。比重約〇·九二。味辛。性溫。功能行血利產，

消腫治痔。

【成分】菜油的成分，脂肪約佔百分之九十八。本品每百公分，能生熱共八九一卡。

【應用】菜油，可以作和味料。又可用作利產、下瘀藥。

五、醋

【品名】米醋，簡稱「醋」；又叫「酸醋」；醋以江蘇省鎮江出的頂好，叫「鎮江醋」。

【形性】醋，是澄明的液體，色淡黃或深黃，氣香味酸。比重一·○○五，至一·○二二。味酸微苦。性溫。功能開胃消食，收斂解熱，利小便，散瘀血，消癰腫。

【成分】鎮江醋：固體物一六·四二，醋三·七四，總酸共三·二七，灰四·○○，水七二·五七。本品每百公分，能生熱共四八卡。北京醋：固體物一一·二四，醋○·八七，總酸共二·八六，灰三·八二，水八一·二一。本品每百公分，能生熱共三○卡。山西醋：固體物一四·三○，醋三·六六，總酸共四·五二，灰三·○一，水七四·五一。本品每百公分，能生熱共四四卡。

【應用】醋，可以作和味料；以陳久味厚氣香的為良。入胃能刺戟胃神經，使胃分泌增多；

也能制止醱酵作用，入腸、能刺戟腸黏膜，增加收歛性；同時又能凝固巳溶化的蛋白質。由腸壁吸入血中，能令血管收縮，減少汗液，體溫羣降。常用作滑精藥，制止結核性的自汗藥。又能解魚肉蔬菜毒。

【禁忌】服丹麥、茯苓的，禁用。反蛤蜊、蝦殼、石灰、煅甘石等。

第六章 禽獸類

第一節 走獸類

一、牛肉

【品名】牛的肌肉，簡稱「牛肉」。

【形性】牛，是家畜的一種。屬脊椎動物哺乳類反芻偶蹄類。有黃牛、水牛兩種。肉色鮮紅。味甘。性溫。功能安中益氣，補脾養胃。

【成分】牛肉（後腿）：蛋白質二〇‧九，脂肪一〇‧六，無機鹽一‧〇，水六七‧五。百分中含鈣〇‧〇〇七〇，燐〇‧二三〇〇，鐵〇‧〇〇一〇。又本品每百公分，能生熱

量、七九卡。肉汁：蛋白質四〇·〇，脂肪一·八，醣三·九，無機鹽一八·五，水三七·〇。本品每百公分，能生熱量一八八卡。蹄筋：蛋白質三〇·三，脂肪〇·三，無機鹽〇·二，水六九·三。本品每百公分，能生熱量一三四卡。

【應用】牛肉富有滋養分，是我們有益的食品。清燉、紅燒，味都甘美可口，人多愛吃。黃成肉汁，更易消化。蹄筋煮爛，可以供食。

【禁忌】凡脾胃有濕熱痰火的，禁食。

二、牛的臟腑

【品名】牛的臟腑，可供食用的，有「腦」、「心」、「腎」、「肺」、「胃」。

【形性】「牛腦」味甘。性溫，微毒。功能消除脾積痞氣，風眩消渴。「牛心」，功能補心，治療虛忘。「牛腎」能補腎氣，益精髓。「牛肝」能補肝明目。「牛肺」可以補肺。「牛胃」一味甘。性溫。補五臟，治消渴風眩。

【成分】牛腦：蛋白質八·八，脂肪九·五，無機鹽一·二，水八〇·六。本品每百公分，能生熱量一二九卡。牛心：蛋白質二六·〇，脂肪二〇·四，無機鹽一·〇，水六二·六

。本品百分中含鈣〇•〇〇五〇，磷〇•一三〇，鐵〇•〇〇三〇。又本品每百公分，能生熱甚三四八卡。牛腎：蛋白質一六•六，脂肪四•八，醣〇•四，無機鹽一•二，水七七•〇。本品百分中含鈣〇•〇〇七〇，磷〇•四二〇〇，鐵〇•〇一五〇。又本品每百公分，能生熱甚二一一卡。牛肝：蛋白質二〇•四，脂肪四•五，醣一•七，無機鹽一•六，水七一•八。本品百分中含鈣〇•〇一三〇，磷〇•四〇〇，鐵〇•〇〇九〇。又本品每百公分，能生熱甚一二九卡。牛肺：蛋白質一六•四，脂肪三•二，無機鹽一〇，水七九•四。本品每百公分，能生熱甚九四卡。牛胃：蛋白質一九•九，脂肪二•六，醣〇•二，無機鹽〇•七，水七六•六。本品百分中含鈣〇•〇〇八〇，磷〇•三七二〇，鐵〇•〇〇五〇。又本品每百公分，能生熱甚一〇三卡。

【應用】牛膝、牛心、牛腎、牛肝、牛肺、牛胃，都可以煮熟供食。

三、牛乳

【品名】牛的乳汁，簡稱「牛乳」。

【形性】牛乳，是淡黃色的液體。比重一•〇三三。味甘。性微寒。功能止渴補虛。養心肺

，解熱毒，潤皮膚。

【成分】蛋白質三・三、脂肪四・〇，醣五・〇，無機鹽〇・七，水八七・〇。本品百分中含鈣〇・一二〇〇，燐〇・〇九三〇，鐵〇・〇〇〇二。又本品每百公分，能生熱六九卡。

【應用】牛乳，是滋補的飲料。小兒老人，貪食有益。牛乳和酸物同吃，令人腹中結癥。

四、牛髓

【品名】牛的骨髓，簡稱「牛髓」。

【形性】牛髓色粉微黃。味甘。性溫。功能補中填髓。

【成分】蛋白質二・二，脂肪九七・八，無機鹽一・三，水三・三。本品每百公分，能生熱其八四四卡。

【應用】牛髓炒麵，開水加糖沖拌，常服安五臟，益氣力，止洩利，增年齡。

五、牛脂

【品名】牛的脂油，簡稱「牛脂」。

【形性】牛脂色淡黄。味甘。性溫，微毒。功能療諸疳、疥癬。

【成分】蛋白質四・七，脂肪八一・八，無機鹽〇・三，水一三・二。本品每百公分，能生熱量七五五卡。

【應用】牛脂煉淨，可以做和味料；也可以供藥用。

六、羊肉

【品名】羊的肌肉，簡稱「羊肉」。

【形性】羊，是家畜的一種。屬脊椎動物哺乳類，反芻偶蹄類。羊有山羊、綿羊兩種。山羊肉羶而老，綿羊肉嫩。味甘而苦，性大熱。功能補元陽，治虛羸。

【成分】蛋白質一六・七，脂肪二八・二，無機鹽〇・八，水五四・四。本品每百公分，能生熱量三二〇卡。

【應用】羊肉肥嫩，秋冬尤美。羊肉和海參、筍、栗、蘿蔔煮食，都能益人。加胡桃同煮，可以去羶。當吃補氣滋陰，生肌健力。

七、羊的臟腑

149

【品名】羊的臟腑，有心、腎、肝、肺、胃等。

【形性】羊心，味甘。性溫。功能補心止惡。羊腎，味甘。性溫。功能補腎。羊肝，味苦，性寒。功能補肝，治肝風虛熱，目赤暗痛。羊肺，味甘，性溫。功能補肺止嗽。羊胃，味甘。性溫。功能止虛汗，療虛羸，小便頻數。

【成分】羊心：蛋白質一六・九，脂肪一二・六，無機鹽〇・九，水六九・六。本品每百公分，能生熱量一八一卡。羊腎：蛋白質一六・五，脂肪三・五，無機鹽一・三，水七八・七。本品每百公分，能生熱量九五卡。羊肝：蛋白質二二・一，脂肪九・〇，醣五・〇，無機鹽一・七，水六一・二。本品每百公分，能生熱量一九三卡。羊肺：蛋白質二〇・三，脂肪二・八，無機鹽一・二，水七五・八。本品每百公分，能生熱量一〇六卡。

【應用】羊的心、腎、肝、肺、胃，都可以煮食。

八、羊乳

【品名】母羊的乳汁，簡稱「羊乳」。

【形性】羊乳，是淡黃色的液體。味甘。性溫。功能補虛乏，潤心肺，益精氣。

【成分】蛋白質三·五，脂肪二八·五，醣四·五，無機鹽〇·五，水七四·〇。本品百分中含鈣〇·二二八〇，磷〇·一〇三〇。又本品每百公分，能生熱量一九五卡。〇。本品百分

【應用】羊乳，近年作為小兒、老人的飲料，滋補身體。又可合脂作羹；發供藥用。

九、羊油

【品名】羊的脂油，簡稱「羊油」。

【形性】羊油，白色。味甘。性潤。功能治虛勞。

【成分】煉過的羊油，脂肪佔一〇〇分，能生熱量九〇〇卡。

【應用】羊油可作和味料。又可入藥，潤肌膚，殺蟲，治疥癬，油做膏藥，能透肌肉筋絡，祛風熱毒氣。

一〇、猪肉

【品名】家猪的肌肉，簡稱「猪肉」；也叫「大肉」。

【形性】家猪，厨脊椎動物，哺乳類偶蹄類。肉肥嫩供食。味酸。性冷。功能益腎陰，補虛羸。

【成分】後腿；蛋白質一五・七，脂肪三三・四，無機鹽〇・八，水五〇・二。本品每百公分，能生熱量三六三卡。蹄：蛋白質一五・八，脂肪三六・三，無機鹽〇・八，水五五・四。本品每百公分，能生熱量三〇〇卡。鹹肉：蛋白質一四・四，脂肪二一・八，醋三四，無機鹽七・七，水五二・七。本品每百公分，能生熱量二六七卡。火腿：蛋白質一六・七，脂肪二八・八，無機鹽四・七，水三九・八。本品每百公分，能生熱量四一五卡。肉鬆：蛋白質五四・一，脂肪二三・四，醋七・二，無機鹽九・二，水一七・一。本品每百公分，能生熱量三五七卡。

【應用】猪肉，是我國重要的肉類。可以清燉，也可以紅燒，又可以做肉鬆，味都甘美。更可以鹽醃，製成鹹肉、臘肉、火腿等，久藏不壞。本品除食用外，又可以做滋發強壯藥。

【禁忌】凡有風熱痰火的，禁用。反烏梅、桔便、黃連；同食，容易瀉痢。

一一、猪的臟腑

【品名】猪的臟腑，可供食用的，有腸、心、腎、肝、肺、胃、腸等。

【形性】「猪腦」，味甘。性寒，有毒。功能治腦鳴，凍瘡。「猪心」，味甘而鹹。性平。

功能治諸邪惡氣。「豬腎」，味醎。性冷。功能理腎氣，通膀胱。「豬肝」，味苦。性溫。功能補肝明目，又治小兒驚癇。「豬肺」，味甘。性微寒。功能補肺。「豬胃」，味甘。性微溫。功能補中益氣、止渴療虛。「豬腸」，味甘。性微寒。功能潤腸治燥，止虛渴，小便頻數。

【成分】豬腦：蛋白質一一‧七，脂肪一〇‧三，無機鹽一‧六，水七六‧四。本品每百公分，能生熱量一四〇卡。豬心：蛋白質一五‧五，脂肪四‧八，無機鹽一‧二，水七八‧五。本品每百公分，能生熱量一〇五卡。豬腎：蛋白質一一‧三，脂肪四‧五，醣一‧四，無機鹽一‧四，水七八‧四。本品每百公分，能生熱量一三一卡。豬肝：蛋白質一一‧九，脂肪四‧〇，無機鹽〇‧九，水八三‧二。本品每百公分，能生熱量八四卡。豬肺：蛋白質六‧五，脂肪〇‧二，無機鹽〇‧二，水九一‧五。本品每百公分，能生熱量四二卡。豬胃：蛋白質六‧九，脂肪一五‧六，無機鹽〇‧二，水七六‧八。本品每百公分，能生熱量一七〇卡。豬腸：蛋白質一八‧九，脂肪〇‧四，醣〇‧一，無機鹽一‧〇，水七九‧六。本品每百公分，能生熱量八〇卡。

【應用】豬的臟腑，可以煮熟作菜。

一二、豬脂

【品名】豬腹中的脂肪，簡稱「豬脂」，也叫「豬油」。

【形性】豬脂，純白色，熱至攝氏三十五度至四十度，即能融解，成無色透明的油。比重約〇・九三八。味甘。性微寒。功能殺蟲，涼血，潤燥，解毒。

【成分】蛋白質五・三，脂肪八一・九，無機鹽〇・二，水一二・七。本品每百公分，能生熱量七五八卡。

【應用】豬脂溶化，可以做和味料；又可以製造蠟燭、油膏的原料；又為殺和滋養藥。

【禁忌】凡患脾虛、濕滯、腹滿、便滑的，禁用。反烏梅、梅子。

一三、兔子

【品名】兔子的肉，簡稱「兔肉」。

【形性】兔，屬脊椎動物哺乳類。兔肉味辛。性平。功能補中益氣，涼血利腸。

【成分】蛋白質二一・九，脂肪一・八，無機鹽一・二，水七五・一。本品百分中含鈣〇・〇二〇〇，燐〇・二三九〇，鐵〇・〇〇二〇。又本品每百公分，能生熱量一〇三卡。

【應用】見肉冬季鮮美；黃燜作凍，味更甘美。

一四、馬肉

【品名】馬的肌肉，簡稱「馬肉」。

【形性】馬，屬脊椎動物哺乳類，奇蹄類；是家畜的一種。他的肉，味辛而苦。性冷，有毒。功能長筋骨，強腰脊，除熱下氣。

【成分】蛋白質二〇・八，脂肪四・二，醣〇・四，無機鹽二・一，水七三・五。本品百分中含鈣〇・〇二〇，磷〇・一九〇，鐵〇・〇〇二〇。又本品每百分，能生熱量二三三卡。

【應用】馬肉先用清水漂去餘血，黃得熱爛，味也可口。吃馬肉中毒，喝蘿葡汁或吃杏仁，可以解毒。

一五、馬乳

【品名】馬的乳汁，簡稱「馬乳」；也叫「馬奶」。

【形性】馬乳，色白，味甘。性冷。功能止渴治熱。

【成分】蛋白質二二‧二，脂肪一‧一，醣五‧九，無機鹽〇‧四，水九〇‧五。本品百分中含鈣〇‧〇二〇，燐〇‧〇九〇。又本品每百公分，能生熱量四二卡。

【應用】馬乳，可以飲用，是一種滋補食品。

一六、熊肉和熊掌

【品名】熊的肌肉，簡稱「熊肉」。熊的脚掌，叫做「熊掌」。

【形性】熊，是一種野獸，屬脊椎動物哺乳類。他的肉，味甘。性平。功能治風痺，筋骨不仁。熊掌肥厚，功能禦風寒，益氣力。

【成分】熊肉：蛋白質一四‧五，脂肪八‧六，無機鹽〇‧九，水七六‧〇。本品中含鈣〇‧〇二〇，燐〇‧一五七，鐵〇‧〇〇七。又本品每百公分，能生熱量一三五卡。

乾熊掌：蛋白質五五‧二，脂肪四三‧九，無機鹽〇‧九。本品每百公分，能生熱量六一六卡。

【應用】熊肉和熊掌，紅燒煑燜，味厚甘美。

第二節 飛禽類

一、雞肉和雞什

【品名】雞的肌肉，簡稱「雞肉」。雞的臟腑，合稱「雞什」。

【形性】雞，屬鶉雞類，是家禽的一種。雞肉味甘。性溫。功能溫中氣，補虛弱。

【成分】雞肉：蛋白質二一・五，脂肪二・五，無機鹽一・一，水七四・九。本品百分中含鈣〇・〇一〇，燐〇・一九〇，鐵〇・〇〇一五。又本品每百公分、能生熱量一〇九卡。雞什：蛋白質一八・七，脂肪六・一，無機鹽一・三，水七三・九。本品每百公分，能生熱量一三〇卡。

【應用】雞肉，清燉、紅燒、肥嫩可口。雞什，也可燉熱作菜。雞肉做成雞汁，可作滋養強壯藥。

二、雞蛋

【品名】雞的蛋，簡稱「雞蛋」；也叫「雞卵」；俗叫「雞子」。

【形性】雞蛋，卵圓形。殼內有白膜，膜中有卵黃和卵白。味甘。性平。功能鎮心定驚，潤肺寧嗽，清熱開音，止渴除煩。

【成分】蛋白質一三‧四，脂肪一〇‧五，無機鹽一‧二，水七四‧九。本品百分中含鈣〇‧〇五五〇，燐〇‧二一〇〇，鐵〇‧〇〇二七。又本品每百公分，能生熱量一四八卡。

【應用】雞蛋，是健康上有益的食品。又可用作滋養強壯藥。

三、鴨肉和鴨什

【品名】鴨的肌肉，簡稱「鴨肉」；鴨的臟腑，合稱「鴨什」。

【形性】鴨，是家禽的一種，屬水禽類與屬。鴨肉味甘。性大寒。功能滋陰補虛，養胃生津，止嗽息驚，益血行水。

【成分】鴨肉：一三‧一，脂肪六‧〇，醣〇‧一，無機鹽〇‧七，水八〇‧一。本品每百公分，能生熱量一〇七卡。鴨什：蛋白質一七‧九，脂肪五‧〇，無機鹽一‧八，水七五‧三。本品每百公分，能生熱量一一七卡。

【應用】鴨肉，清燉肥美；紅燒、鹽醬、火烤，都很可口。鴨什煮熟，也可作菜。本品除食用外，兼作滋養強壯藥。

四、鴨蛋

【品名】鴨生的蛋，簡稱「鴨蛋」；俗叫「鴨子」。

【形性】鴨蛋，卵圓形，比雞蛋大，蛋殼色淡青；殼內有白膜，膜內有卵黃和卵白。味甘而鹹，性微寒。功能去心腹胸膈熱。

【成分】蛋白質一四‧二，脂肪一六‧〇，醣〇‧五，無機鹽二‧〇，水六七‧三，本品有分中含鈣〇‧〇七一，燐〇‧二一〇，鐵〇‧〇〇三二。又本品每百公分，能生熱量二〇三卡。

【應用】鴨蛋煮熟，可以作菜。鹽醃叫鹹鴨蛋；或用石灰草灰，塗敷殼外，製成松花蛋；都可經久不壞，隨時供食。

五、鵝

【品名】鵝的肌肉，簡稱「鵝肉」；鵝的臟腑，叫「鵝什」。鵝的卵，叫「鵝蛋」。

【形性】鵝，屬水禽類，是家禽的一種。鵝肉和鵝什，味甘。性平。功能利五臟，止消渴。鵝蛋，比鴨蛋大。味甘。性溫。功能補中益氣。

【成分】鵝肉：蛋白質一六‧三，脂肪三六‧二，無機鹽〇‧八，水四六‧七。本品每百公

分，能生熱量三九一卡。鵝什：蛋白質二〇・一，脂肪八・二，無機鹽一・七，水七〇・〇。本品每百公分，能生熱量一五四卡。鵝蛋：蛋白質一三・九，脂肪一二・三，無機鹽〇・九，水七三・九。本品每百公分，能生熱量一六二卡。

【應用】鵝肉、鵝什，清燉，紅燒，都可作菜。鵝蛋煮熟，也能供食。

六、鴿

【品名】鴿子的肌肉，簡稱「鴿肉」；鴿子的臟腑，叫「鴿什」；鴿子的蛋，叫「鴿蛋」。

【形性】鴿，屬鳩鴿類，也是家禽的一種。鴿肉和鴿什，味醲。性平。功能鬭精益氣。鴿蛋味甘。性平。功能解瘡毒。

【成分】鴿肉：蛋白質二二・八，脂肪一一・〇，無機鹽一・五，水六四・七。本品每百公分，能生熱量一九〇卡。鴿什：蛋白質二二・三，脂肪五・二，無機鹽二・三，水七〇・三。本品每百公分，能生熱量一三六卡。鴿蛋：蛋白質九・五，脂肪六・四，醣一・七，無機鹽〇・七，水八一・七。本品每百公分，能生熱量一〇二卡。

【應用】鴿肉、鴿什、鴿蛋，都可以煮熟作菜，味很鮮美。

【品名】 金絲燕的窩，簡稱「燕窩」。又有「上官燕」、「淨毛燕」、「龍牙燕」等名稱。

我國閩廣沿海一帶，出產不少。

【形性】 金絲燕，屬鷗鳥類雨燕科。金絲燕分泌唾液做成的窩，形狀像兜。由白色的纖維質組成，排列無序，浸水柔軟漲大，氣香很烈。味甘。性平。功能大養肺陰，化痰止嗽，健脾開胃，潤腸療虛。

【成分】 蛋白質八五‧六，脂肪〇‧三，無機鹽二‧五，水一一‧六。本品每百公分，能生熱量三四五卡。

【應用】 燕窩，是貴重的滋補食品。吃的時候，先用清水泡開，洗去污毛。加清水，文火煨燉供食。凡調理虛損勞瘵，可以潤燥澤枯，生津益血，止嗽祛痢；以及病後虛弱，用作滋補，尤為妙品！

第七章 水族類

第一節 兩棲類

一、田雞

【品名】本品在田野生活，肉味鮮美似雞，所以叫「田雞」；又叫「背蛙」。

【形性】田雞、是兩棲類蛙屬的一種。體小，背色鮮綠，腹部白色。前趾沒蹼，後趾有半蹼。他的肌肉，味甘。性寒。功能關痹濕，補虛損，解熱毒，利水氣。

【成分】蛋白質一五·九，脂肪〇·四，醣〇·二，無機鹽〇·八，水八二·七。本品每百公分，能生熱甚六八卡。

【應用】田雞腿肉肥嫩，炒熟作菜，味很鮮美。

二、甲魚

【品名】本品背脊有甲，能在水中游行如魚，所以叫「甲魚」；又叫「鱉」。我國長江流域一帶，出產很多。

【形性】甲魚，屬爬棲類。形似龜。大約二公寸餘。頭尾四肢，都不能縮入甲中。背甲黑褐色，多小點。中央質硬，邊緣略輭，俗稱鱉裙。肉味甘。性平。功能滋肝腎之陰，清虛勞之熱。

心一堂 飲食文化經典文庫

162

【成分】蛋白質一九‧八，脂肪〇‧五，無機鹽一‧二，水七八‧五。本品每百公分，能生

熱量八四卡。

【應用】甲魚的肉和裙邊，都可煮爛作菜，清燉、紅燒，味很鮮美。甲魚的甲，可供藥用，

味鹹。性平。功能補陰氣，潤肝腸，消瘕瘕，除寒熱。

【禁忌】孕婦及中虛寒濕內盛，或時邪未淨的人，都不可以吃甲魚。

三、哈士蟆

【品名】哈士蟆，產吉林省長白山。

【形性】哈士蟆，是兩棲類蛙屬的一種。皮色灰褐，味甘而腥。性涼而膩。功能治腎虛陰虧

，而賁體瘦；又治自濁。

【成分】蛋白質四三‧二，脂肪一‧四，醋三六‧四，無機鹽三‧八，水一五‧二。本品百

分中含鈣〇‧三〇〇，磷〇‧二六〇〇，鐵〇‧〇〇三四。又本品每百公分，能生熱量

三三二卡。

【應用】約取哈士蟆的油，用水泡開，約過一夜，洗揀乾淨，文火燉熟，加紅棗三枚，以除

163

膘氣。加冰糖或食鹽少許，肥厚味美。患白濁的人，連服半月，頗有神效。

【禁忌】有濕痰咳嗽的，忌食。

第二節　魚類

一、鯽魚

【品名】本品相即相朋面游，所以叫「鯽魚」；又叫「鮒魚」。池澤清水中，都有生產。

【形性】鯽魚，屬魚類硬骨類。色黑，背隆腹大。長約三二公寸。味甘。性溫。功能益脾和中，行水實腸。

【成分】蛋白質一五・九，脂肪一・三，醣〇・一，無機鹽一・〇，水八一・七。本品每百公分，能生熱甚七六卡。

【應用】呂氏春秋：「魚之美者，有洞庭之鮒」。可見鯽魚，是魚中的佳品。鯽魚到了冬季，肉肥子老，味尤鮮美。油炸、爆炙、清燉、紅燒，都可作菜。本品又可作健胃藥。

【禁忌】本品和蒜同吃，發熱；和冰糖同吃，易生疳蟲；和芥菜同吃，易生腫病；和豬肝、雞肉同吃，易生癰疽；和麥門冬同吃，害人。

二、鯉魚

【品名】本品鱗有十字文理，所以叫「鯉魚」。各地清水中，都有生產。

【形性】鯉魚，屬魚類硬骨類。體扁而肥。鱗有黑點。長約三四公寸至一公尺餘。口的前部，有鬚一對。背色蒼黑，腹淺黃色。肉味甘。性平。功能行水，消腫，理腳氣，治黃疸。

【成分】蛋白質一八・一，脂肪一・六，醣（）二，無機鹽一・一，水七九・一。本品每百公分，能生熱量八八卡。

【應用】鯉魚肉肥厚，可以清蒸，可以紅燒，味都鮮美。產婦乳汁不多，可吃清湯鯉魚。能通乳汁，當日見效。又可作利尿藥。

【禁忌】鯉魚脊上兩筋及黑血有毒，頂好除去，以免中毒。有下痢及宿疾的，不可吃鯉魚。服天門冬、硃砂的人，不可吃鯉魚。

三、鱖魚

【品名】本品體不易屈，有癩鼢起，所以叫「鱖魚」。

【形性】鱖魚，屬魚類硬骨類。體扁腹闊，口大鰭細。體色淡黃，有黑褐色的斑點。背鰭有

165

十二糎。身體長約三公寸至三四公寸。肉味甘。性平。功能益氣力，補虛勞，健脾胃。

【成分】蛋白質一九‧三，脂肪〇‧八，無機鹽一‧二，水七八‧七。本品每百公分，能生

熱量八四卡。

【應用】鰷魚肉質肥嫩，肉中沒有細刺，羹食作菜，味很鮮美。

四、鯿魚

【品名】本品身扁，所以叫「鯿魚」。生江湖淡水中。

【形性】鯿魚，即魚類硬骨類。頭小尾尖，身扁腹大，鱗細，色青白。肉味甘。性溫。功能調胃氣，利五臟。

【成分】蛋白質一八‧五，脂肪六‧六，醣〇‧二，無機鹽一‧〇，水七三‧七。本品每百

公分。能生熱量一三四卡。

【應用】鯿魚作菜，味也可口。能助脾氣，消穀食。痔瘻病人，不可吃鯿魚。

五、白魚

【品名】本品色白，所以叫「白魚」。各地淡水的河湖中，出產很多。

【形性】白魚，屬魚類硬骨類。長約六七公寸，至一公尺餘。全身青白色。頭尾向上，腹扁鱗細、肉多細剌。味甘。性平。功能開胃下氣，去水氣，令人肥健。

【成分】蛋白質二三‧九，脂肪六‧五，無機鹽一‧六，水六九‧〇。本品每百公分，能生熱量一五〇卡。

【應用】白魚肉肥而嫩，清燉，味更鮮美。但是多吃生痰。和棗同吃，易患腹痛。

六、刀魚

【品名】本品體形，略似尖刀，所以叫「刀魚」。又叫「鱭魚」。生江湖中。

【形性】刀魚，屬魚類硬骨類。全體狹長而扁。頭小口大。吻有兩硬器，穿鰓短，脊鰭長而連尾。背黃褐色，腹銀白色。鱗細，長約三三公寸。味甘。性溫。功能治痔瘡。

【成分】蛋白質一九‧〇，脂肪三‧四，醣一‧五，無機鹽一‧二，水七四‧九。本品每百公分，能生熱量一二三卡。

【應用】刀魚肉多細骨，雖可供食；可是不可多吃，以免助火動痰致痰。

七、鯮魚

【品名】本品愛成羣游行，首尾相連，所以叫「鰱魚」。白色的，叫「白鰱」；紅色的，叫「紅鰱」。

【形性】鰱魚，是魚類硬骨綱的一種。頭小鱗細，體扁，脊青黑，腹白色。大的長約八九公寸。味甘。性溫。功能溫中益氣。

【成分】白鰱：蛋白質一七·三，脂肪一·七，醣一·四，無機鹽二·二，水七八·四。本品每百公分，能生熱九〇卡。紅鰱：蛋白質一四·五，脂肪〇·六，無機鹽二·二，水八三·七。本品每百公分，能生熱其六三卡。

【應用】鰱魚肉，可以供食。多吃發渴，易發疥痏。

八、銀魚

【品名】本品色白如銀，所以叫「銀魚」。又叫「膾殘魚」。我國蘇松、浙江、河北、山東等處，都有生產。

【形性】銀魚，屬魚類頜骨綱。大的長約二三公寸。身圓如筋，潔白如銀，目似兩黑點。味甘。性平。功能寬中健胃。

【成分】蛋白質六‧三，脂肪〇‧二，醋一‧一，無機鹽〇‧八，水九一‧六。本品每百公分，能生熱量三二卡。

【應用】銀魚，在清明節前，肉嫩肥美，也是魚中佳品。清明節後，生子瘦瘠，味兒不美。

九、鯖魚

【品名】本品背色青黑，所以叫「青魚」；也叫「鯖魚」。淡水江湖中，都有出產。

【形性】鯖魚，屬魚類硬骨類。身長約八九公寸。背青黑，鱗大。味甘。性平。功能去煩悶，益氣力；治腳氣溼痺。

【成分】蛋白質一七‧九，脂肪三‧八，醋〇‧二，無機鹽一‧一，水七七‧〇。本品每百公分，能生熱量一〇七卡。

【應用】鯖魚肉厚肥美，紅燒、鹽醃、糟漬，味都鮮美。

一〇、�

【品名】本品游泳吐沫，紮魚尾隨食沫，有類於娟，所以叫「鰡魚」。我國粵、閩、浙等省近海處，都有生產。

169

【形性】餲魚，屬魚類硬骨類。體側扁而高，頭眼都小，鱗細，骨少。尾分叉如燕尾。體色黃白而有黑點。肉白多脂。味甘。性平。功能益氣力，使人肥健。

【成分】蛋白質一五・六，脂肪六・六，無機鹽一・六，水七六・二。本品每百公分，能生熱量一二二卡。

一一、鯛魚

【應用】鯛魚肉肥美。子有毒，吃了，介人下痢。

【品名】本品初夏時候才有，所以叫「鰤魚」。

【形性】鰤魚，屬魚類硬骨類。他的身體，側扁而長，下顎突出。背脊灰色，腹白色。全體長約一公尺餘。肉有細刺而多脂肪。味甘。性平。功能補虛勞。

【成分】蛋白質一四・四，脂肪二一・一，醋〇・二，無機鹽一・八，水七二・五。本品每百公分、能生熱量一五八卡。

一二、鱧魚

【應用】鰤魚，肉多脂肪，加和味料蒸食，味很肥美。

心一堂 飲食文化經典文庫

【品名】鱸魚，出江蘇松江。有四鰓，所以又叫「四鰓鱸」。

【形性】鱸魚，屬魚類硬骨類。體狹扁，口闊大，下顎突出。春季棲江河淡水中；秋季入海，背色淡黑，腹色淡白。小的長約一公寸；大的長約三四公寸。有四鰓。鱗甲細小，背色淡黑，水中。味甘。性平，有小毒。功能補五臟，益筋骨，和腸胃，治水氣。

【成分】蛋白質一七‧八，脂肪一‧六，醣〇‧二，無機鹽一‧〇，水七九‧四。本品每百公分，能生熱量八六卡。

【應用】鱸魚味美，清炎尤佳。多吃中了鱸魚毒，可服鮮蘆根汁，即解。

一三、鯶魚

【品名】鯶魚色黃，所以又叫「黃鯶」。

【形性】鯶魚，屬魚類圓口類。體形細長，沒鱗，長約七八公寸至一公尺。體色赤褐或青黃，多涎沫。味甘。性大溫。功能祛風濕，補虛損。

【成分】蛋白質一四‧五，脂肪〇‧四，無機鹽〇‧五，水八四‧六。本品每百公分，能生熱量六二卡。

【應用】鯶魚，紅燒、油炸，味厚補身。

一四、鰻鱺

【品名】鰻鱺，又叫「鰻魚」。溪澗湖澤中，都有生產。

【形性】鰻鱺，屬魚類開口類。身體圓柱形，脊有肉鰭連尾，皮膚有膠性的黏液。鱗柔頓，細不可辨。體長四五公寸至一公尺。體色有蒼黑、茶褐等色，腹白色。肉厚，味甘。性平，有毒。功能補虛贏，治痔瘻。

【成分】蛋白質一四‧五，脂肪八‧〇，無機鹽一‧四，水七六‧一。本品每百公分，能生熱量一三〇卡。

【應用】鰻鱺紅燒，肉味肥厚，少吃益人。本品除食用外，又可作袪風殺蟲藥。

【禁忌】凡有溼熱時病的人，忌食。本品和銀杏同吃，易患輭風。

一五、黃魚

【品名】本品色黃，所以叫「黃魚」。又叫「黃花魚」、「石首魚」。產於溫帶近海處。我國浙江寧波近海處，出的頂好。

【形性】黃魚，屬魚類硬骨類。身體扁而似紡綞形。口闊，下顎突出。全體有細鱗，背色微灰、腹白。頭腹略帶金黃色。長約二公寸至六七公寸。肉厚，鰾粘。味甘。性平。功能開胃益氣。

【成分】蛋白質一五．七，脂肪二．一，醣〇．一，無機鹽一．〇，水八一．一。本品每百公分，能生熱其八二卡。

【應用】黃魚肉嫩，味很鮮美。又可作消化健胃藥。

一六、比目魚

【品名】本品兩目並生，所以叫「比目魚」。產於東海近陸處。

【形性】比目魚，屬魚類硬骨類。體扁，長橢圓形，鱗細而圓，兩眼都生在左面。長約二三公寸。味甘。性平。功能補虛，益氣。

【成分】蛋白質一四．八，脂肪一四．四，無機鹽一．三，水六九．五。本品每百公分，能生熱其一八九卡。

【應用】此目魚肉多骨少，可以作菜佐膳。多吃勤氣。

一七、帶魚

【品名】本品細長似帶，所以叫「帶魚」；又叫「裙帶魚」。

【形性】帶魚，屬魚類硬骨類。頭尖尾細，身扁眼大，口有尖齒。長約一二公尺。體有滑涎，背淡青，腹白色，乾的作銀光色。肉味甘。性平。功能利中開胃，去風殺蟲。

【成分】蛋白質一六・三，脂肪三・五，醣一・五，無機鹽一・一，水七七・六。本品每百公分，能生熱量一○三卡。

【應用】帶魚除脊骨外，沒有細骨。肉細而肥，鹽醃風乾，久藏不壞；煎烹味美，多吃容易發病。

一八、鰳魚

【品名】勒魚，又叫「鰳魚」；也叫「鰳魚」。產生我國東南海中。

【形性】鰳魚，屬魚類硬骨類。形似鯽魚而大，長約五六公寸。鱗呈櫛狀，眼大，下顎比上顎長。肉味甘。性平。功能開胃暖中。

【成分】蛋白質二一・九，脂肪三・二，醣六・六，無機鹽一・五，水七六・八。本品每百

公分，能生熱量一○一卡。

【應用】螆魚肉細，清燉、紅燒、鹽醃，味都可口。

一九、魚翅

【品名】鮫魚的鰭，好像翅膀，所以叫「魚翅」。產於海洋中。

【形性】鮫魚，屬魚類硬骨類。體扁，呈圓錐形，皮面有粒狀鱗，粗糙而堅，體長約五六公尺。鮫肉肥厚，就是「魚翅」。味甘。性平。功能補五臟，長腰力，益氣開膈，清痰解毒，和胃增食。

【成分】蛋白質九五‧二，脂肪○‧二，醋○‧一，無機鹽○‧八，水三‧七。本品每百公分，能生熱量三八二卡。

【應用】魚翅，由脊翅一，胸翅二，合成一組。用水煮開，拆去硬骨，檢取軟刺，和以雞湯，味厚肥美。

二○、魚肚

【品名】魚肚子裏的鰾膠，叫做「魚肚」。我國浙江寧波、福建沿海一帶，都有出產。

【形性】魚肚，色澄黃，半透明的薄片，長約三四公寸，闊約二公寸，厚約一公分左右。味甘。性平。功能強筋骨，健腿力，益精髓。

【成分】蛋白質八四・四，脂肪〇・二，無機鹽〇・八，水一四・六。本品百公分中含鈣〇・五〇〇，燐〇・〇二九〇，鐵〇・〇〇二六。又本品每百公分，能生熱量三三九卡。

【應用】本品油炸作菜，味甘鮮美。或和水用文火燉化，熬成膏滋，冬令進食，能治腹腎虛，陰痿夢遺等症。

第三節　節足動物類

一、蝦

【品名】本品羨熱，色紅如霞，所以叫「蝦」。我國江湖池澤中，都有生產。

【形性】蝦，屬節足動物，甲殼長尾額。全體分頭胸腹三部。背甲呈圓筒形；色青黑，薄而透明。前端有長棘突出，又有長闊角雨對。腹部環節有六，兩旁有游泳器。江湖出的，大而白，叫「河蝦」；也叫「白蝦」。溪池出的，小而青，叫「青蝦」。肉味甘。性溫，有小毒。功能補陽氣，吐風痰，下乳汁。

【成分】河蝦：蛋白質一七·五，脂肪〇·六，無機鹽一·四，水八〇·五。本品每百公分，能生熱量七五卡。青蝦：蛋白質一五·〇，脂肪一·二，醋〇·一，無機鹽一·一，水八二·六。本品每百公分，能生熱量二〇卡。蝦米：蛋白質四七·六，脂肪〇·五，無機鹽二一·九，水三〇·〇。本品每百公分，能生熱量一九五卡。蝦子：蛋白質五八·七，脂肪七·八，醋一五·四，無機鹽七·七，水一〇·四。本品每百公分，能生熱量三六七卡。

【禁忌】凡生痔瘡，或有宿疾的，忌食。

【應用】青蝦、河蝦，炒熟作菜，味很鮮美。蝦米、蝦子，也能作菜。蝦子和醬油同煮，叫「蝦子醬油」，味鮮甘美，以江蘇崐縣出的頂好。蝦除食用外，又可作消痰殺蟲藥。

二、海蝦

【品名】產生海水中的蝦，叫做「海蝦」。如「明蝦」、「龍蝦」，都是海蝦。

【形性】海蝦的形態，和河蝦的樣子略同，長約二公寸至五六公寸。肉味甘。性平，略有毒。功能開胃化痰。

【成分】明蝦：蛋白質一三・二，脂肪〇・四，醋〇・一，無機鹽〇・九，水八六・四。本品每百公分，能生熱量五三卡。龍蝦：一六・四，脂肪一・八，醋〇・四，無機鹽二・二，水七九・二。本品每百公分，能生熱量八三卡。

【應用】海蝦肉比河蝦肉，稍微老一點兒。也可以炒食；或和鹽湯煮熟曬乾，隨時取食。

三、蟹

【品名】螃蟹，簡稱「蟹」。我國各地江湖池沼中，都有出產。

【形性】蟹，是節足動物的一種。頭胸部甲很寬，腹甲扁平，屈折於胸部下邊。雄的小而尖，雌的大而圓。脚有五對，第一對變形成螯，橫行很快。味鹹。性寒，有小毒。功能散血結，瀉諸熱，補骨髓，利肢節。

【成分】蛋白質八七・七，脂肪〇・三，無機鹽四・九，水七・一。本品每百公分，能生熱量三五四卡。

【應用】蟹肉鮮美，生烹、鹽藏、糟收、酒浸，都可以佐酒下飯。

【禁忌】凡是血因寒滯，及腹中疼痛，喜熱而惡寒的，都不可吃蟹。中蟹毒的，可以用鮮藕

節搗汁，熱酒調服，即解。

四、梭子蟹

【品名】本品體形像梭，所以叫「梭子蟹」，又叫「䖳」。我國東海一帶，出產很多。

【形性】梭子蟹，屬節足動物甲殼類。他的身體，兩邊突出而有尖稜，形似梭子。闊約三三公寸。味鹹。性寒，有小毒。功能散諸熱，治胃氣，消食物，利經脈。

【成分】蛋白質一三・〇，脂肪二・八，醣一・五，無機鹽二・五，水八〇・二。本品每百公分，能生熱量八三卡。

【應用】梭子蟹，煮熟、鹽醃、酒浸，味都鮮美。

第四節 軟體動物類

一、蛤蜊

【品名】蛤，又叫「蛤蜊」。我國廣東沿海一帶，出產很多。

【形性】蛤蜊，屬軟體動物腹足類。殼圓形，外面黄褐色，有輪紋，裏面白色。大約四瓩公

179

分。頭頂有口，兩旁生觸角和眼睛各一對，腹部有肉足。肉味鹹。性冷。功能開胃，止渴，潤五臟。

【應用】蛤蜊肉汆湯，味很鮮美。蛤殼可供藥用，作收歛藥，軟堅藥。

【成分】蛋白質二·六，脂肪〇·三，醣〇·八，無機鹽〇·六，水九五·七。本品每百公分，能生熱量一六卡。

二、河蚌

【品名】蚌生淡水河中，所以叫「河蚌」。

【形性】河蚌，軟體動物腹足類。殼長楕圓形，有輪紋。長約一公寸至二公寸，肉色黃白。味甘微鹹。性冷。功能止渴除煩，明目去溼，解熱毒，療血崩帶下。

【成分】蛋白質八·七，脂肪一·一，醣四·一，無機鹽一·九，水八四·二。本品每百公分，能生熱量六一卡。

【應用】河蚌煮熟，可以作菜。

三、淡菜

【品名】本品曬乾，可以淡食，所以叫「淡菜」。我國南部沿海一帶，都有出產。

【形性】淡菜，屬頓體動物瓣鰓類。殼呈三角形，稍膨大，表面黑色而有輪紋；裏面珍珠色。長約七八公分，高約一公寸左右。肉色紫紅。味甘。性溫。功能補五臟，益陽事，消宿食，潤毛髮，止崩帶，治癥瘦。

【成分】蛋白質五三‧五，脂肪六‧九，醣一七‧○，無機鹽八‧六，水一四‧○。本品每百公分，能生熱量三四五卡。

【應用】淡菜和冬瓜、蘿蔔煑湯，可以佐膳益身。

四、蟶

【品名】蟶，生於海邊沙土中。我國閩浙沿海一帶，產生很多。

【形性】蟶，屬軟體動物瓣鰓類。殼呈長方形而膨大。長約七八公分。殼外淡茶褐色，殼裏白色。肉色徽白。味甘。性溫。功能補虛，治冷痢。

【成分】鮮蟶：蛋白質五‧五，脂肪○‧八，醣一‧八，無機鹽一‧一，水九○‧八。本品每百公分，能生熱量三六卡。乾蟶：蛋白質四八‧二，脂肪一‧三，醣一八‧七，無機鹽

二·三，水一○·五。本品每百公分，能生熱量二七九卡。

【應用】蜃肉黃熟，可以作菜。功能去胸中邪熱，煩悶。婦人產後進食，可補虛損。

五、江珧柱

【品名】干貝，又叫「江珧柱」。

【形性】江珧，屬軟體動物瓣鰓類。殼長而薄，直角三角形。殼中有柱，就是江珧柱。味甘微辛。性平。功能關中下氣，止渴利職，去滯縮溲。

【成分】蛋白質六七·三，脂肪一·二，醣一六·五，無機鹽四·七，水一○·三。本品每百公分，能生熱量三四六卡。

【應用】江珧柱作湯，味很鮮美。常食令人開胃，增食易饑。

六、蚶子

【品名】蚶榜子，又叫「蚶子」。我國廣東沿海一帶，產生很多。

【形性】蚶子，屬軟體動物瓣鰓類。殼呈三角形，兩殼膨起，表面凹凸，略似瓦楞。殼外淡褐色，殼內乳白色。殼長約二三公分。肉紅黃色。味甘。性平。能治痿痺、泄荊、大便膿

血等症。

【成分】蛋白質八・二，脂肪〇・四，醣二・〇　無機鹽〇・六・水八八・九。本品每百公分，能生熱量四四卡。

【應用】蚶子用開水一泡，剝開硬殼，加和味料拌勻，肉嫩鮮美，可以佐酒。常吃健胃消食，令人增加飯量。

七、田螺

【品名】本品殼有螺紋而生於水田中，所以叫「田螺」。

【形性】田螺，爲軟體動物腹足類。螺殼呈圓錐形，高約二三公分。殼薄而黑褐色。殼口卵圓形，有重輪紋的角質厴甲。味甘。性大寒。功能止渴醒酒，清熱通水。

【成分】蛋白質一二・二，脂肪一・四，醣四・三，無機鹽三・七，水七八・四。本品每百公分，能生熱量七八卡。

【應用】田螺煮熟，可以作菜。又可用作解熱、解毒藥。治目痛，塗痔瘻。

八、蜆

183

【品名】本品殼內光耀如眼，所以叫「蜆」。江河湖溪，出產很多。

【形性】蜆，屬軟體動物辮腮類。殼形略似心臟形，左右兩殼相同。殼面有輪紋，黃褐色，殼內白色；肉紫白色。味甘微鹹。性冷。功能下暴熱，利小便，去濕毒，治渴渴。

【成分】蛋白質一一‧三，脂肪〇‧四，醋五‧八，無機鹽三‧一，水八〇‧四。本品每百公分，能生熱量七二卡。

【應用】蜆肉可以炒熟作菜。功能開胃通乳。

九、鮑魚

【品名】本品古稱「乾魚」，乾魚可包，所以後世又叫「鮑魚」。產於五十公尺深海的最低礁間。

【形性】鮑魚，就是石決明的肉。石決明，屬軟體動物腹足類。螺殼扁而橢圓形。殼口闊大沒靨。殼面粗糙而帶褐色；殼內面淡紅色。味辛。性溫。功能治癆瘵、血瘀、血崩等症。

【成分】蛋白質四〇‧〇，脂肪〇‧九，醋三三‧七，無機鹽七‧九，水一七‧五。本品每

百公分，能生熱量三○三卡。

【應用】鮑魚肉味鮮美，清燉尤佳。鮑魚含有多量的營養素，常吃益人。鮑魚又含有一種物質，能夠增加人體中的白血球，撲滅結核菌。所以有肺病的人，常吃鮑魚，可以全癒。

一○、烏鰂

【品名】墨魚，又叫「烏鰂」：也叫「烏賊魚」、「魷魚」。我國廣東汕頭沿海一帶，出產很多。

【形性】烏鰂，屬軟體動物二總類。體作囊狀，呈灰白色。下部叢集八個短腳。另有一對很長的鬚狀觸腳。口和眼，生於體和腳的中間。體肉白色。味酸。性平。功能益氣強志。

【成分】蛋白質一八・○，脂肪一・八，醣○・三，無機鹽一・二，水七八・七。本品每百公分，能生熱量八九卡。

【應用】烏鰂魚肉味鮮美，作菜，常吃益人。

第五節　棘皮、腔腸動物類

一、海參

【品名】本品滋補，功同人參，所以叫「海參」。本品生海底礁石上。

【形性】海參，屬棘皮動物海參類。形長圓，體柔軟，背面有圓錐狀的突起。皮層黏滑，一端有口，一端有肛門。產於海灣泥底的，色青黑而質頓；產於外海礁石上的，色黃褐而質硬。味甘微鹹。性溫。功能降火滋腎；通腸潤燥，益精髓；消痰涎，攝小便，壯陽道，殺疳蟲；除勞怯諸症。

【成分】蛋白質七六‧五，脂肪一‧一，醣一三‧二，無機鹽四‧二；水五‧〇。本品每百公分，能生熱量三六九卡。

【應用】乾海參用水發開，去腸洗淨，清燉、紅燒，味厚可口。失血過多的人，常吃海參，即能補足血液。

二、海蜇

【品名】水母的肉，叫「海蜇」；又叫「海蛇」。

【形性】海蜇，屬腔腸動物海蛇科。種類很多，小的徑約三四公寸。上面凸出，好像張傘，平滑柔韌，色淡藍，皮薄。下面有八腕，延長如柄，淡紅色。腕上觸手叢生，觸手有無數

食用本草學

一七二

心一堂　飲食文化經典文庫

186

潤口，內通胃腔。傘的邊緣，有耳朵和眼睛，常浮水面。探得浸入礬水和石灰水中，泡決

血汁，色才變白。味鹹。性溫。功能治婦人勞損、積血、帶下、小兒風疾等症。

【成分】蛋白質五·六，脂肪〇·一，醣一·二，無機鹽九·〇，水八四·一。本品每百公

分，能生熱攝二八卡。

【應用】海蜇生熟，都可以吃。

三、海蜇皮

【品名】海蜇的外皮，又叫「海蜇皮」。

【形性】海蜇皮，是海蜇外面的白色海皮。味鹹微濕。性溫。功能祛風：消痰，行積。治頭

風瘀塊，滌無名腫毒。

【成分】蛋白質五·〇，脂肪〇·一，醣一·三，無機鹽五·五，水八八·一。本品每百公

分，能生熱其二六卡。

【應用】海蜇皮切細，加和味料拌食，香脆可口。

食用本草學終

書名：食用本草學
系列：心一堂‧飲食文化經典文庫
原著：陸觀豹
主編‧責任編輯：陳劍聰

出版：心一堂有限公司
地址/門市：香港九龍旺角西洋菜南街五號好望角大廈一〇〇三室
電話號碼：(852) 6715-0840
網址：www.sunyata.cc　publish.sunyata.cc
電郵：sunyatabook@gmail.com
心一堂 讀者論壇：http://bbs.sunyata.cc
網上書店：　　　　http://book.sunyata.cc

香港發行：香港聯合書刊物流有限公司
地址：香港新界大埔汀麗路三十六號中華商務印刷大廈三樓
電話號碼：(852) 2150-2100
傳真號碼：(852) 2407-3062
電郵：info@suplogistics.com.hk

台灣發行：秀威資訊科技股份有限公司
地址：台灣台北市內湖區瑞光路七十六巷六十五號一樓
電話號碼：+886-2-2796-3638
傳真號碼：+886-2-2796-1377
網絡書店：www.bodbooks.com.tw
心一堂台灣國家書店讀者服務中心：
地址：台灣台北市中山區松江路二〇九號一樓
電話號碼：+886-2-2518-0207
傳真號碼：+886-2-2518-0778
網址：http://www.govbooks.com.tw/

中國大陸發行‧零售：心一堂
深圳地址：中國深圳羅湖立新路六號東門博雅負一層零零八號
電話號碼：(86)0755-82224934
心一堂官方淘寶流通處：http://sunyatacc.taobao.com/

版次：二零一七年十月初版，平裝

定價：　港幣　　　一百三十八元正
　　　　新台幣　　　五百五十元正

國際書號 ISBN 978-988-8317-83-7

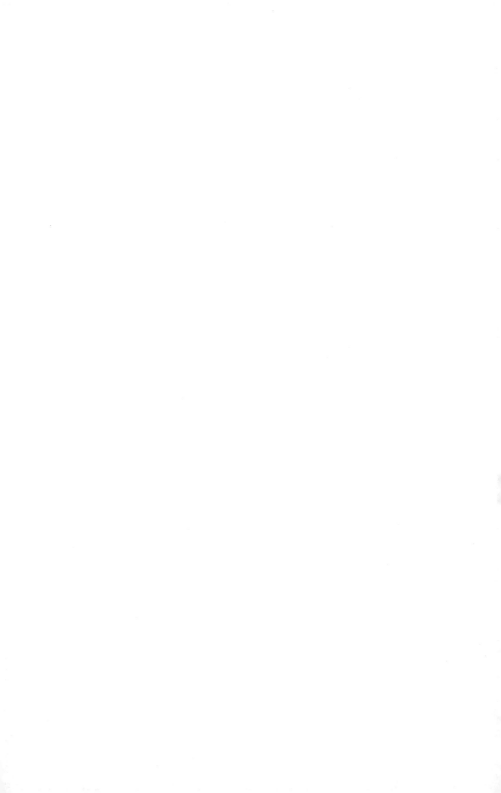